U0857525

全国高等医药院校临床实习指南系列教材
案例版™

口腔科学临床实习指南

主　编　钟良军
副主编　林兆全　阿地力·莫明　赵　今
编　委　(以姓氏笔画为序)
古丽努尔·阿吾提　古丽波斯坦·吐尔逊
刘　慧　刘奕杉　买买提吐逊·吐尔地
阿不都克里木·买买提　陈晓涛　封　艳
哈丽娅　龚忠诚　扈　梅

科学出版社
北　京

内 容 简 介

本书全面系统地就临床口腔医学实习中所包含的重点内容做出明确指导，以临床典型病例指导临床思维，同时附有相应参考答案，临床实用性和可操作性强，突出“三基”内容，可以使临床医学专业医学生及实习医生在短时间内掌握口腔科学的基本知识点。

全书以口腔临床专业为重点，共分为口腔颌面部解剖生理、口腔颌面外科的临床检查、口腔卫生保健、牙体牙髓病、牙周和口腔黏膜常见病、口腔局部麻醉、牙拔除术、口腔颌面部感染、口腔颌面部损伤、颞下颌关节常见病、唾液腺常见疾病、口腔颌面部肿瘤、老年口腔疾病、口腔疾病与全身系统性疾病的关系等十四个相关章节，较为系统地对口腔常见病，多发病做出总结，方便医学院校临床医学专业学生以及口腔科学临床实习教学时使用，同时也针对国家执业医师资格临床操作考试提供了指导。

图书在版编目(CIP)数据

口腔科学临床实习指南:案例版 / 钟良军主编．—北京:科学出版社,2008
全国高等医药院校临床实习指南系列教材
ISBN 978-7-03-022376-0

Ⅰ. 临… Ⅱ. 钟… Ⅲ. 口腔科学-实习-医学院校-教学参考资料
Ⅳ. R78

中国版本图书馆 CIP 数据核字(2008)第 091956 号

策划编辑:李国红 / 责任编辑:周万灏 李国红 / 责任校对:陈丽珠
责任印制:徐晓晨 / 封面设计:黄 超

版权所有,违者必究。未经本社许可,数字图书馆不得使用

科 学 出 版 社 出版
北京东黄城根北街 16 号
邮政编码: 100717
http://www.sciencep.com
北京厚诚则铭印刷科技有限公司 印刷
科学出版社发行 各地新华书店经销
*
2008 年 6 月第 一 版 开本:787×1092 1/16
2018 年 4 月第三次印刷 印张:10
字数:225 000

定价:40.00 元

(如有印装质量问题 我社负责调换)

前　言

医学是一门实践性很强的学科，临床实习是医学教育中重要的实践阶段，是临床理论教学的一个延续，是理论联系实践的关键性培养阶段，是巩固知识、锻炼技能、开拓思维的重要过程。它要求医学生通过临床实习学习临床工作方法，熟练掌握临床基本技能，独立地进行常见病、多发病的诊治等。

为适应医学科技的飞速发展和培养医学专业人才的需要，我们组织实践经验丰富的临床各专业的专家教授，编写了这套临床实习指南。

本书引入案例的编写模式：首先根据病例的临床资料书写病历摘要；其次结合病例，提出与发病机制、诊断、鉴别诊断、治疗、预后、随访等有关的问题，以启发学生思维；然后根据问题，给出简明扼要的答案或提示；最后引出重点理论知识，旨在加强临床理论向临床实践的过渡，为学生走上工作岗位打下基础。书中附有大量思考题和复习题，以加深理解、掌握知识点；同时，本书还创造性地增加了本学科操作诊疗常规和常见病、多发病的诊治重点。

本书内容系统全面、简明扼要、重点突出，临床实用性和可操作性强，突出“三基”内容，知识点明确、学生好学、教师好教，可以使学生在尽可能短的时间内掌握所学课程的知识点。

本书以5年制医学本科生为基本点，以临床医学专业为重点对象，兼顾预防、基础、口腔、麻醉、影像、药学、检验、护理等专业需求。

本书含有大量真实的临床案例，供高等院校医学生临床实习和见习时使用；同时，案例和案例分析紧跟目前国家执业医师资格考试和研究生入学考试案例分析的命题方向，可供参加这些考试的人员使用。

由于本书涉及专业较多，各领域科技进展迅速，受时间和水平的制约，难免存在缺点和错误，欢迎广大读者批评指正。

新疆医科大学第一临床医学院

2007年12月10日

目　　录

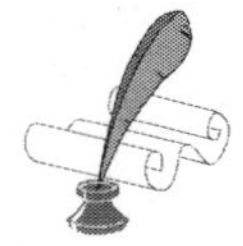

第一章　口腔颌面部解剖生理

案例 1-1

患者，男，40 岁，因车祸送来急救。检查发现：双侧眶周皮下淤血，形成“熊猫眼”，鼻腔内流淡粉红色液体，嗅觉障碍。

问题

◆从解剖学角度分析，为何出现上述症状？

◆该患者应该做哪些影像学辅助检查？

参考答案和提示

◆分析　该患者为颅前窝骨折，累及筛板及眶板。颅前窝底即为眼眶顶，薄弱易破，两侧眶顶间为筛板，为鼻腔顶，其中有许多小孔为嗅神经纤维和筛前动脉通过。该患者有外伤史且受力点在额眶部，导致颅前窝骨折累及筛板，撕破该处硬脑膜及鼻腔顶黏膜，出现了脑脊液鼻漏并伤及嗅神经使嗅觉障碍。同时，外力使眶板骨折出现球结膜下出血和眼睑皮下淤血，故表现为双眼眶周青紫现象，俗称“熊猫眼”。

◆该患者应该做颅脑 CT 以及眶周 3D-CT 以了解颅脑损伤情况和眶周骨折情况。

案例 1-2

患儿，男，出生后 16 个月，因脖子偏斜由其母亲带来就诊。检查发现患儿的头偏向右侧，面朝向左侧。追问病史得知患儿出生时因难产而使用产钳助产。

问题

◆根据你所掌握的解剖学知识，试分析该患儿的哪一肌肉受到损伤？

◆该患者的治疗方法是什么？

参考答案和提示

◆胸锁乳突肌为唯一使头屈向同侧、面向对侧的肌肉。在患儿出生时因难产而使用产钳助产，在此过程中损伤了右侧胸锁乳突肌，造成局部血肿。随着血肿机化，使右侧胸锁乳突肌收缩变短并牵拉头部，从而导致患儿斜颈。

◆治疗以手术为主，解除右侧胸锁乳突肌挛缩。

案例 1-3

患者，男，30 岁，因右颌下区进食时反复肿胀半年而就诊。检查：右侧颌下腺肿大变硬，挤压腺体其导管口有脓性物流出，右侧颌下腺导管中段可触及绿豆大小硬结。

问题

◆该患者的临床诊断是什么？

◆需要做哪些辅助检查?

◆从解剖学角度分析上述症状产生的原因。

◆治疗方案是什么?

参考答案和提示

◆临床诊断　为右颌下腺导管涎石并发慢性炎症。

◆辅助检查　下颌侧位片,下颌横断咬合片,CT 检查。

◆症状产生的原因　患者进食食物刺激腺体分泌涎液,当导管结石形成后,使唾液正常排出受阻,腺体内压增大,产生腺体肿胀,久之腺体慢性炎症及纤维化。涎石病好发于颌下腺的原因有两方面:从解剖学角度分析,颌下腺导管长且自后下向前上走行,全程较长,唾液易淤滞,排出缓慢易形成涎石;同时,导管口粗大,异物易于进入导管而诱发结石。颌下腺为混合腺,唾液中的钙含量远较腮腺分泌液高,也是结石形成的原因之一。

◆治疗

1. 若结石位于导管前段,口内可触及,可以考虑口内导管取石术。

2. 若结石位于导管后段,口内不易触及,颌下腺纤维化且反复发作慢性炎则需要手术切除颌下腺。

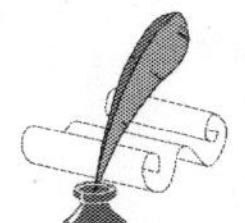

第二章 口腔颌面外科的临床检查

第一节 口腔颌面部检查

一、口腔检查

(一) 口腔前庭检查

依次检查唇、颊、牙龈黏膜、唇颊沟及唇颊系带情况。注意有无颜色异常、瘘管、溃疡或新生物,腮腺导管乳头有无红肿、溢脓等。

(二) 牙齿及咬合关系检查

1. 用镊子、探针及探诊和叩诊的方法检查牙体硬组织、牙周和尖周等情况。注意有无龋坏、缺损、探痛及牙齿松动等。

2. 检查咬牙合关系时,应区别正常牙合和错牙合,以确定其有无骨折、颌骨畸形、颌骨肿瘤和颞下颌关节等病变。

3. 检查张口度情况,以自身的食、中、无名3指合拢时3指末节的宽度,测量时以上下中切牙切缘间距离为标准分3度。

(三) 固有口腔及口咽检查

借助口镜依次检查舌、腭、口咽、口底等部位的颜色、质地、形态和大小。注意有无充血、肿胀、溃疡、新生物和缺损畸形。注意舌质和舌苔的变化,舌、软腭、舌腭弓、咽腭弓的运动,有无肌肉瘫痪。必要时还应检查舌的味觉功能。在检查口底时应注意舌系带和颌下腺导管开口等情况。注意用双合诊的方法检查唇、舌、颊及口底的情况。方法是用一手的拇指、食指或一手食指在口内,另一手的食、拇指在口外置于病变部位以下或两侧进行合诊。

二、颌面部检查

(一) 表情与意识神态检查

根据面部表情变化,判断是口腔外科疾病的表现还是全身疾病的反映。同时可了解意识状态、体质和病情轻重。

(二) 外形与色泽检查

观察与比较颌面部的外形、左右是否对称、比例是否协调、有无突出和凹陷。皮肤的色泽、质地和弹性变化等。

（三）面部器官检查

注意眼、耳、鼻等情况。如瞳孔大小、对光反射等，眼球的运动、视力及有无复视等，耳、鼻要注意有否液体渗出及畸形、缺损等。

（四）病变的部位和性质

注意明确病变的部位、大小、范围、深度、形态及有无移动度、触痛、波动感、捻发音等体征。

（五）语音及听诊检查

检查有无腭裂语音、舌根部肿块的含橄榄语音和蔓状血管瘤的吹风样杂音。颞下颌关节的弹响等。

三、颈 部 检 查

（一）一般检查

注意观察颈部的外形、色泽、轮廓、活动度，有否肿胀、畸形、斜颈、溃疡及瘘管。

（二）淋巴结检查

检查时患者取坐位，头稍低，略偏检查侧，以使皮肤、肌肉松弛便于触诊。检查者站在其右方（前或后），手指紧贴检查部位，按一定顺序由浅入深，滑动触诊。从枕部、耳后、耳前、腮、颊、颌下、颏下，顺胸锁乳突肌前后缘由上至下，经颈前后三角，直至锁骨下凹。注意检查淋巴结所在部位、大小、数目、硬度、活动度、有无压痛或波动感及与皮肤或基底部有无粘连等。

四、颞下颌关节检查

以两手小指伸入外耳道内，向前方触诊，以两手拇指分别置于两侧耳屏前，嘱患者张闭口运动，检查髁状突的动度及有无弹响、摩擦音等。另外还需检查面部左右是否对称、下颌骨各部位有否畸形、中点是否居中、各关节区及咀嚼肌群有否压痛、下颌运动有否偏斜及牙合关系是否良好。

五、唾液腺检查

腮腺触诊一般以食、中、无名3指平触为宜，忌用手指提拉触摸，颌下腺及舌下腺的触诊则常用双合诊法检查。另外还需检查各腺体的大小、形态，有否肿块，口内的导管是否充血、肿块、变硬，是否有结石，分泌液情况等。

第二节　口腔颌面部消毒、包扎技术和基本手术操作

一、消毒铺巾

（一）消毒方法

以苯扎氯铵从术区中心开始，逐步向四周环绕涂布，但感染创口相反。涂药时不可留有空白，并避免药液流入呼吸道和眼内。同一术区应消毒3~4遍。

（二）消毒范围

头颈部手术消毒范围应至少达术区外10cm，四肢、躯干则需扩大到20cm，以保证有足够的安全范围为原则。

（三）消毒巾铺置法

1. 包头法　主动或被动抬头，将2块重叠的消毒巾置于头颈下手术台上。头部放下后，将上层消毒巾分别自两侧耳前或耳后向中央包绕，使头和面上部均包于消毒巾内并以巾钳固定。

2. 手术野铺巾法

(1) 孔巾铺置法：将孔巾之孔部对准术区而将头面部遮盖，以巾钳固定，此法适用于门诊小手术。

(2) 三角形手术野铺巾法：用3块消毒巾分别铺置，呈三角形遮盖术区周围皮肤，以巾钳固定。此法适用于口腔、鼻、唇及颊部手术。

(3) 四边形手术野铺巾法：以4块消毒巾铺置，呈四边形遮盖术区周围皮肤，以巾钳或缝线法固定。此法适用于腮腺区、颌下区、颈部及涉及多部位的大型手术。

二、头面部基本包扎技术

（一）十字交叉法

用绷带先由额至枕部环绕一周，继而反折经一侧耳前腮腺区向下，再经颌下、颏部至对侧耳后向上，再从顶部向下至同侧耳后绕颌下、颏部至对侧耳前。如此反复缠绕，最后再如前做额枕部环绕，以防止绷带滑脱，止端或打结，或以胶布固定。

（二）单眼包扎法

于鼻根健侧先置一上下斜行的短绷带或纱布条，并在患侧耳周垫以棉垫或纱布，以免包扎时压迫耳郭。绷带自额部开始，先绕额周2圈，继而斜经头后绕患侧耳下并斜行向上经同侧颊部、眶下至鼻背、健侧眶上，如此环绕数周，每周必须覆盖前一层绷带的1/3~1/2，直至

包妥为止,止端以胶布固定,将留置的短绷带或纱布条打结收紧,以暴露健眼。

三、基本手术操作

(一) 器械使用

正确辨认常用的手术器械,正确的使用方法,注意手术刀片的拆、装及握法。

(二) 指导同学在海绵上切开、缝合、打结及拆线

1. 切开　切开时,皮肤用手绷紧或固定,注意手术刀与组织面垂直,准确、整齐、深度一致的一次切开。

2. 缝合　缝合两侧之组织应该等量、等宽。进针时针突与皮肤垂直,深度两侧相同,或皮上间距略小于皮下间距,使创面轻度外翻,才可达到满意效果。

3. 打结　示教单手打结法和钳式打结法,要求每个结均需顺结,每缝合 1 针需打 3 个结,以防滑脱。

4. 拆线　拆线前应用碘酊或乙醇消毒,拆线时一手以平镊将线头提起,在一端紧贴皮肤处剪断,然后向被剪断侧拉出,拆线完毕后,创口可涂以 2% 红汞。

注意:

1. 如伤口有张力,可延缓几天拆线,或间隔拆线,拆线后可用蝶形胶布牵拉减张。

2. 拆线时禁忌在任何地方剪断后拉出,有使感染带入深层组织的可能。另外,如向非剪断侧拉出线头,则有使创口裂开的危险。

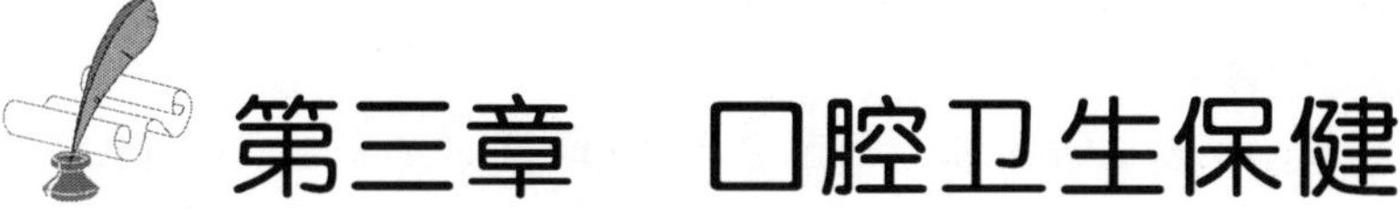

第三章　口腔卫生保健

第一节　口腔卫生

案例 3-1

社区口腔健康咨询中,群众提出了不少问题,许多认识是不正确的,如青年小李认为牙好坏是天生的,刷不刷牙无所谓。

问题

◆正确的认识应是什么?

◆如何培养口腔卫生习惯?

参考答案和提示

◆正确的认识　刷牙能清除口腔内食物碎渣、软垢和部分牙面上的菌斑,还能按摩牙龈,从而减少口腔环境中的致病因素,增强组织的抗病能力,减少各种口腔疾病的发生。

◆培养口腔卫生习惯　最主要是有效刷牙,去除菌斑。

临床思维:刷牙

【牙刷】

牙刷是刷牙必不可缺的工具。其设计因年龄和口腔具体情况的不同而有所差别。我国推广使用的保健牙刷,其刷头较小,适于分区刷洗且旋转灵活;毛束之间有适当距离,牙刷本身容易洗涤而保持清洁;刷毛高度适当,便于洗刷;毛束成柱状,可防止刺伤或擦伤牙龈。

【洁牙剂】

洁牙剂是刷牙的辅助用品,可加强刷牙的摩擦洁净作用。目前使用最广的是牙膏;牙粉、洁牙水等已较少应用。牙膏的成分主要为摩擦剂、洁净剂、润湿剂、胶黏剂、防腐剂、芳香剂及水。此外,有的还在牙膏内加入氟化物或某种药物,以达到防治口腔常见病,特别是龋病和牙周病的目的。选择牙膏时,应根据个人爱好、价格、香型及某些特殊需要来定。

【刷牙方法】

刷牙本是保持口腔卫生的有效方法,但如刷牙方法不当,常会对牙体或牙周组织造成损伤。竖刷法是一种比较方便合理的刷牙方法。刷牙时先将牙刷头斜向牙龈,刷毛贴附在牙龈上,稍加压力,顺牙间隙刷向冠方。刷上牙时,从上往下刷;刷下牙时,从下往上刷,牙的唇、颊面及舌、腭面要分别刷到。在刷上、下颌前牙时,可将牙刷竖起;上前牙由上向下拉动,下前牙由下向上提拉。刷上、下颌后牙𬌗面时,牙刷可压在𬌗面来回刷动。横颤竖向移动刷牙法是在竖刷法的基础上加上短距离的水平向颤动,即进行竖刷法时,牙刷不单纯顺牙间隙刷动,同时还做短距离的水平方向颤动。

【刷牙次数与时间】

最好在餐后和睡前各刷牙 1 次。至少要做到早、晚各刷牙 1 次,饭后应漱口。

复 习 题

单项选择题

1. 口腔保健刷牙方法中没有、且有损牙齿和牙龈的是(　　)

   A. 横刷法　　B. 水平颤动法　　C. 垂直颤动法

   D. 圆弧法　　E. 旋转刷牙法

2. 目前机械性控制菌斑的最常用方法是(　　)

   A. 药物含漱　　B. 牙线　　C. 刷牙

   D. 洁治　　E. 涂氟

复习题参考答案

单项选择题

1. A　横刷法弊病较多,常导致牙龈萎缩,使牙颈暴露,或在牙颈部形成楔状缺损,应予纠正。
2. C　刷牙是应用最广泛的清除菌斑、保持口腔清洁的方法。

第二节　口腔癌的预防

案例 3-2

患者,女,68 岁,以"左侧舌缘溃烂渐大伴渗血半年"为主诉就诊。患者诉左下后牙原为残根,经常将左侧舌缘磨破,但 10 天左右可自行愈合,半年前左侧舌缘再次磨破,至今未愈合,且溃疡面渐增大,伴有渗血及疼痛,经服用消炎药未见好转,求治。查体发现左侧舌缘近磨牙区可查及一约 2cm×3cm 溃疡面,中央凹陷,边缘隆起,表面有脓血性渗出物,质地较硬,边界不清,触痛明显,舌体活动略有受限。左侧颌下区可触及 2 枚活动尚可、肿大的淋巴结,压痛不明显。

问题

◆该患者的诊断是什么?

◆针对该病应做哪些预防措施?

参考答案和提示

◆初步诊断　左侧舌癌。

◆预防措施　预防措施包括:①减少致病因素;②提高对口腔癌警告标志的认识;③定期做口腔自我检查。

临床思维：口腔癌的预防

【积极口腔健康教育】

1. 减少致病因素

(1) 避免吸烟、饮酒和嚼槟榔。

(2) 注意对光辐射的防护。

(3) 提倡合理的膳食与营养。

(4) 不饮过热的饮料，不食过热食品，避免刺激口腔黏膜组织。

(5) 避免不良刺激，及时调磨牙的锐利边缘及义齿的锐利边缘；拔除残根、残冠，防止对软组织的摩擦、压迫和损伤。

(6) 保持良好的口腔卫生，减少口腔感染，减少口腔炎症的发生。

(7) 避免过度疲劳和精神长期紧张，保持乐观，保持健康，增强体质，提高免疫力。

2. 提高公众对口腔癌警告标志的认识　提高对口腔癌前病损或口腔癌警告标志的认识，以便加以警惕，及早就医。其警告标志如下：

(1) 口腔内的溃疡，2 周以上尚未愈合。

(2) 口腔黏膜有白色、红色或发暗的斑。

(3) 口腔与颈部有不正常的肿胀和淋巴结肿大。

(4) 口腔反复出血，出血原因不明。

(5) 面部、口腔、咽部和颈部有不明原因的麻木与疼痛。

【定期口腔检查】

除请医师定期进行口腔保健外，也要学会自我检查方法。方法与步骤为，在足够的照明下，患者面对镜子：

1. 对头颈部进行对称性观察，注意皮肤颜色的变化。

2. 双手示指触摸面部，面部如有颜色变化、触痛或有肿块、疣痣增大，应及时就医检查。

3. 触摸颈部，从耳后触摸至锁骨，注意触摸疼痛与肿块。检查左右两侧颈部。

4. 翻开下唇，观察唇红部与唇内侧黏膜，用示指与拇指从内向外、从左向右触摸下唇，对上唇作同样检查，触摸是否有肿块，观察是否有创伤。

5. 用示指拉开颊部，观察牙龈，并用示指与拇指夹住颊部触摸。

6. 伸出舌，观察舌的颜色与质地，用消毒纱布包住舌尖部，然后把舌拉向左或右，观察舌的边缘部位。用示指与拇指触摸舌体，注意是否有异常肿块。检查口底需患者用舌舔腭部，以观察颜色与形态的变化，然后用示指触摸口底。

7. 对腭部检查有时需用牙刷柄压住舌，头略后仰，观察软腭与硬腭的颜色与形态。

第三节 特殊人群的口腔保健

案例 3-3

患者,女,28 岁,怀孕 8 个月,主诉经常咬到肿大的牙龈,临床发现该患者全口牙龈炎症较重,伴肿大的牙龈。临床检查:HYG 40%,PBI 3.2,PD(34,35)7mm,余 4mm。

问题

◆这位患者患有何病?

◆对她的治疗措施有哪些?

◆预后如何?

参考答案和提示

◆初步诊断　重症妊娠期龈炎伴龈瘤。

◆治疗措施有　怀孕期间:①去除菌斑牙石;②口腔卫生宣教;③电刀切除龈瘤。哺乳期停止后:再评价进一步治疗。

◆预后　治疗后效果好。

临床思维:特殊人群的口腔保健

【妊娠期妇女的口腔保健的内容】

1. 注意口腔卫生　提高妊娠期妇女的口腔保健意识,并指导她们掌握正确的口腔保健方法,局部用氟,预防妊娠期龈炎,有效刷牙,彻底清除菌斑。

2. 定期口腔健康检查　早期发现口腔疾病并适时处理,重点做好妊娠期龈炎的防治。

3. 建立良好的生活习惯　避免有害因素侵袭如外伤与病毒感染,以防止影响胎儿颌面部正常生长发育。

4. 使用药物应慎重　妊娠期妇女最好不用或少用药物,用药也应在医生指导下使用。

5. 产前咨询教育　使孕妇懂得乳牙的生长发育、乳牙萌出时间;母乳喂养与人工喂养应注意的问题;清洁婴儿口腔与牙的方法和体位;牙萌出后使用含糖牛奶、果汁等奶瓶喂养的危害;早期饮食习惯的建立;牙萌出可能遇到的问题;氟化物防龋的重要性,儿童首次检查牙的时间等。

6. 孕妇应注意平衡饮食　营养是孕妇与胎儿口腔健康、人体健康的物质基础。孕妇合理的营养对减少新生儿畸形、优生优育极为重要。

【婴幼儿的口腔保健内容】

1. 婴儿在第 1 颗牙萌出后,应及时做口腔检查与口腔保健,对婴幼儿应进行定期口腔筛选检查(每半年定期进行 1 次)、诊断与治疗。

2. 口腔健康检查应注意观察牙的萌出情况、牙列和咬䝿情况、龋患与软组织状况。

3. 清洁牙面,保持口腔卫生,防止软垢堆积,上小学前(6 岁前)家长每天应给孩子刷 2 次牙。

4. 建立喂养健康行为，预防奶瓶龋，睡前只喂白开水，不以甜饮料陪伴睡眠。

5. 断奶后，辅助饮食逐渐增加，应保持膳食平衡，减少进甜食次数，少食甜而黏的食物，降低糖在牙面上的停留时间。

6. 幼儿补氟以氟滴为宜，并在出生后6个月开始补充。也可每天将氟滴剂加到儿童的食物中或将氟片溶于饮水中补充。

【学龄前儿童(3~6岁)的口腔保健】

1. 家庭口腔保健　由于儿童手的技能不够健全、灵活性较差，还不具备独立自我保健的能力，需要父母时常帮助和指导。家庭保健对儿童口腔健康起着不容忽视的重要作用。

2. 培养儿童口腔卫生习惯　掌握刷牙方法，刷牙时为防止吞咽牙膏，只用少量含氟牙膏有效地刷牙，去除牙菌斑。

3. 六龄齿的保护　6岁左右儿童的乳牙开始脱落，恒牙逐渐萌出，此时可能发生疼痛、牙龈水肿、不舒服等症状，应及时找医生检查处理，保护好新萌出的恒牙，特别是六龄齿，需要时可做窝沟封闭。

4. 定期口腔检查　乳牙有龋齿尽早充填治疗，维护乳牙列的完整性，为乳恒牙的正常替换打下基础。

5. 平衡饮食　科学进食甜食与糖。适当控制间食的次数。

6. 氟化物的应用　大量研究证实牙釉质形成和矿化时期补氟有良好的防龋效果。氟滴剂、氟片的补充剂量应由口腔专科医生开处方或在幼儿园集体使用，并且要接受口腔预防保健专业人员的指导与监督，确保其安全性与效果。

7. 幼儿园口腔保健，担负着保健、教育两项任务　应重视在幼儿园开展儿童的口腔保健工作，对预防儿童口腔疾病，培养他们良好的口腔卫生和饮食习惯有着非常重要的意义。

【中小学生口腔保健的具体内容】

1. 监测学生健康状况　包括定期口腔健康检查与监测。
2. 对学生进行健康教育　包括口腔健康教育。
3. 培养学生良好的卫生习惯　包括刷牙与饮食卫生习惯。
4. 常见病的预防　包括口腔疾病的预防与治疗。
5. 身体意外事故的预防　包括前牙外伤与颌骨骨折。

【残疾人口腔保健的具体内容】

1. 早期口腔卫生指导　为了使患儿能较好地维护口腔健康和今后参加社会活动，早期开始功能训练和教育是十分重要的。

2. 口腔保健用品选择　主要根据残疾的程度和患儿的能力，选择清洁口腔的适宜方法，若有电动牙刷和水冲洗装置，也可以应用。

3. 残疾患者的特殊口腔护理　至少应帮助其每天彻底刷牙或用牙线洁牙1次，有效地去除牙菌斑，必要时使用电动牙刷。

4. 氟化物的适当使用　在可能的条件下，最好选用全身用氟的方法。

5. 定期口腔健康检查　至少每半年到1年检查1次。

复 习 题

单项选择题

1. 2 年级小学生六龄齿有窝沟龋倾向,应采取的预防措施是(　　)
   A. 窝沟封闭和局部用氟　　B. 含氟牙膏和保健牙刷刷牙
   C. 妊娠期营养和膳食指导　　D. 窝沟封闭
   E. B+D
2. 孕妇在口腔保健咨询时应接受医生的(　　)
   A. 窝沟封闭和局部用氟　　B. 含氟牙膏和保健牙刷刷牙
   C. 妊娠期营养和膳食指导　　D. 窝沟封闭
   E. B+D
3. 6 岁儿童乳恒牙均无龋,自我口腔保健措施应选择(　　)
   A. 窝沟封闭和局部用氟　　B. 含氟牙膏和保健牙刷刷牙
   C. 妊娠期营养和膳食指导　　D. 窝沟封闭
   E. B+D
4. 在给幼儿园老师上口腔保健教育课时,牙防所吴大夫特别强调了下面哪一点(　　)
   A. 培养儿童浓厚的学习兴趣　　B. 老师明白口腔病理
   C. 配合家长管好儿童　　D. 配合医生开展儿童免疫
   E. 培养孩子良好的口腔卫生习惯
5. 在给学校口腔保健人员讲课时,王老师指出学校口腔健康教育的目的是(　　)
   A. 使卫生知识知晓率下降　　B. 提高学生口腔健康知识水平
   C. 帮助和鼓励健康促进的实现　　D. 人人享有高质量口腔卫生保健
   E. 身心健康,社会完美

复习题参考答案

单项选择题

1. D　学龄期儿童第一恒磨牙的预防保健十分重要。除采用局部用氟的方法预防光滑面龋以外,还应注意使用窝沟封闭的方法预防第一恒磨牙和第二恒磨牙的窝沟龋。
2. C　妊娠期乳牙牙胚正处于形成矿化阶段,合理营养、平衡膳食对孕妇的健康和胎儿的生长发育非常重要。
3. B　3~6 岁儿童的预防项目主要是培养其建立口腔卫生习惯,掌握刷牙方法。刷牙可应用少量含氟牙膏去除牙菌斑,有效地刷牙。
4. E　幼儿园开展的儿童口腔保健工作,对预防儿童口腔疾病、培养他们良好的口腔卫生和饮食习惯有着非常重要的意义。
5. B　小学与中学时期是长知识、长身体的重要时期,口腔健康教育必须与学生所接受的普遍教育同步进行,应使学生得到口腔健康知识,建立口腔健康的新观念。

第四节　口腔操作诊疗常规

一、龈上洁治术

根据所用的器械不同,龈上洁治术分为手术器械洁治术和超声波洁治术。

(一) 手术器械洁治术

1. 操作步骤

(1) 术前询问有无血液病史、肝炎等传染病史及其他全身情况,必要时进行化验检查,以确定是否适于洁治治疗。

(2) 体位:

1) 患者体位:上身向后仰靠,头仰靠在治疗椅头托上,工作部位应与操作者肘部平齐。

2) 术者体位:一般位于患者的右前方,根据所洁治牙的区段、牙面的不同,可移动至适宜的位置。

(3) 全口牙分为 6 个区段,有计划地按一定顺序逐个区段进行洁治。

(4) 选择适宜的洁治器,按洁治术的基本操作要点进行龈上洁治术。

(5) 洁治时要随时拭去或吸去过多的血液及唾液,使视野清楚。在完成操作后,以 3% 过氧化氢溶液冲洗或擦洗创面,请患者漱口。并应仔细检查有无残留牙石、牙龈有无损伤和渗血,如有分别进行相应的处理。

(6) 复诊时应检查上次洁治部位再行洁治,将这些牙石彻底清除干净。

2. 注意事项

(1) 洁治时支点不稳固是一个常见的问题。在无名指与中指共同做支点时,应注意二指一定要紧贴,不要分开,并应注意在操作中始终稳固地支持在牙面上,从而形成稳固的支点。

(2) 洁治时要将洁治器尖端放入牙石底部,“咬住”牙石,采用正确的发力方式,从而将牙石整块除去。

(3) 洁治器的尖端要始终贴着牙面,保持洁治器面与牙面的角度在 80°左右,牢固地控制器械,并始终有稳固的支点,从而避免损伤牙龈。

(4) 模型练习主要是练习洁治的基本操作要点,掌握之后才能进行临床洁治练习。

(5) 另外还应注意交叉感染的预防和控制问题。

(二) 超声波洁治术

操作步骤:

1. 让患者用 3% 过氧化氢溶液含漱 1 分钟,然后用清水漱口。同时术者踩动开关,检查手机是否有喷水、工作头是否振动而使喷水呈雾状;若无喷雾则不能工作。

2. 将手机工作头轻轻接触牙石,工作头前部侧缘对着牙面,与牙面约成 15°,利用工作头顶端的超声振动将牙石去除,不要施过大压力。要不断地移动工作头,不能将工作头停留在某一点,不能将工作尖垂直放于牙面。

3. 嘱患者漱口,将牙石漱去。

4. 按一定顺序去除全口牙的牙石,避免遗漏。

5. 器械使用后,工作端和手机应进行消毒。

6. 超声洁牙后,往往有残存的牙石,应再用手工洁治器将牙石彻底去净。

(三) 磨光

操作步骤:

1. 全口牙洁治完毕后应进行磨光,以除去残留的细碎牙石和色素,并磨光牙面。

2. 将磨光器(橡皮杯轮或杯状刷)安置在低速手机上,蘸磨光砂或磨光膏等磨光剂放在牙面上,略加压力并低速旋转,从而磨光牙面。注意磨光剂应始终保持湿润,以减少旋转摩擦时的产热。

二、龈下刮治术(根面平整术)

(一) 操作步骤

1. 深牙周袋刮治前应行局部浸润麻醉。

2. 探查龈下牙石所在部位及牙周袋的深度、位置、形状等。

3. 根据所刮治牙所处区域的不同,正确地选择刮治器械。

4. 按龈下刮治的基本操作要点进行刮治。

5. 刮除龈下石的同时,工作端另一侧刃可将袋内壁炎症肉芽组织及残存的袋内上皮刮掉。注意不要遗漏残存的肉芽组织,否则易造成术后出血。

6. 刮治完毕后要用探针检查,确定龈下石已去净、根面光滑坚硬。然后用3%过氧化氢溶液冲洗牙周袋,清除袋内牙石残渣。压迫牙龈,使之与根面贴合。刮治术后4~6周内不探查牙周袋。

7. 在刮治前或刮治中还应注意检查器械的锐利度,如果刃缘变钝,会影响治疗效率和效果,应及时对器械进行磨锐。

(二) 注意事项

龈下刮治在操作中是将器械深入牙周袋中,靠触觉来发现并除去龈下牙石,因此操作中要十分小心,避免遗漏牙石和造成牙龈组织的损伤。

第五节 口腔疾病诊疗常规——控制菌斑的方法

一、机械性方法

(一) 刷牙

1. 主要作用 清除菌斑。

2. 方法 竖刷法是一种比较方便合理的刷牙方法。刷牙时先将牙刷头斜向牙龈,刷毛贴附在牙龈上,稍加压力,顺牙间隙刷向冠方。刷上牙时,从上往下刷;刷下牙时,从下往上刷,牙的唇、颊面及舌、腭面要分别刷到。在刷上、下颌前牙时,可将牙刷竖起;上前牙由上向下拉动,下前牙由下向上提拉。刷上、下颌后骀面时,牙刷可压在骀面来回刷动。横颤竖向移动刷牙法是在竖刷法的基础上加上短距离的水平向颤动,即进行竖刷法时,牙刷不单纯顺牙间隙刷动,同时还做短距离的水平方向颤动。

3. 注意事项 刷毛应为尼龙丝制作的软毛牙刷,刷毛的末端圆钝,以避免损伤牙龈组织。

(二) 牙线的使用

1. 主要作用 在于清除牙邻面的菌斑。

2. 方法 ①取一段长约 20cm 的牙线,将两端打结,形成一个线圈。用双手手指将线圈撑开,并用示指和拇指绷紧牙线,在两手手指之间留出 2~3cm 的距离。②将牙线放在两邻牙之间拉锯状移动,使牙线轻轻通过接触区。③将牙线紧贴并包绕一侧牙面,并略达龈缘下,然后向骀面方向方刮动,反复多次,将邻面菌斑清除;再将牙线绕至另一牙的邻面,同样方法操作;然后将牙线从骀面方向方取出。④用同样方法依次将全口牙的邻面菌斑彻底清除。也可使用牙线夹代替手指进入口腔。

3. 注意事项 ①勿遗漏最后一个牙的远中面,且每处理完一个区段的牙后,以清水漱口,漱去被刮下的菌斑。②如果手指执线不便,可用持线柄固定牙线后,通过接触点,清洁邻面。③牙周病患者使用牙线之前,应首先进行龈上洁治和根面平整,如邻面充填体有悬突存在应磨光,使之与牙齿的解剖外形一致,以免钩住牙线使牙线磨损而容易拉断。

(三) 牙签

1. 主要作用 也是清除牙齿邻面的菌斑。

2. 适应证 适用于龈乳头退缩明显、牙间隙较大者,以及根分叉病变者分叉内菌斑的清除。

3. 方法 将牙签以 45°角进入牙间隙,牙签尖端指向骀面,侧面紧贴邻面牙颈部,向骀方剔起或做颊舌向穿刺动作,清除邻面菌斑和嵌塞的食物,并磨光牙面,然后漱口。

4. 注意事项 ①勿将牙签压入健康的牙龈乳头区,以免形成人为的牙间隙;②使用牙签时动作要轻,以防损伤龈乳头或刺伤龈沟底,破坏上皮附着。③应选择光滑无毛刺、木质、圆形或横断面为三角形而尖端略细的牙签。

(四) 牙间刷及橡胶按摩器

1. 牙间刷

(1) 主要作用:去除颈部和根面上附着的菌斑

(2) 适应证:适用于龈乳头丧失的邻间区,以及暴露的根分叉区和排列不整齐的牙邻面。

(3) 方法:选用直径略大于牙间隙或根分叉病变区的牙间隙刷,将牙间隙刷插入牙间隙或根分叉处,做颊舌向移动,刷除菌斑。

(4) 优点:特别是对去除颈部和根面上附着的菌斑比牙线和牙签更有效,使用起来比牙线方便。

2. 橡胶按摩器

(1) 主要作用:按摩牙龈,增强血液循环和上皮组织的角化程度,同时可通过橡胶的机械作用去除龈沟及邻面菌斑的牙菌斑,以维护牙周组织的健康。

(2) 方法:将橡胶末端置入牙间隙按摩牙龈组织,并去除龈沟及邻面菌斑。

(3) 优点:橡胶按摩器由锥体橡胶及金属或塑料柄构成,或将锥体形橡胶装置在牙刷柄的末端则使用更加方便。

(五) 龈上洁治术和根面平整术

1. 龈上洁治术

(1) 适应证:去除龈上牙石和菌斑。

(2) 方法:根据所用的器械不同,龈上洁治术分为手用器械洁治法和超声波洁牙机洁治法。具体方法见口腔科操作诊疗常规中龈上洁治术。对于牙龈炎患者,每6~12个月做1次洁治,可有效地维护牙周健康。

2. 根面平整术

(1) 适应证:牙周袋内根面上的牙石和菌斑,以及牙根表面感染和病变的牙骨质,但不应用于健康牙周部位。

(2) 方法:用龈下刮治器刮除位于牙周袋内根面上的牙石和菌斑,具体方法见口腔科操作诊疗常规中根面平整术。

二、药 物 方 法

药物必须依靠一些载体如含漱剂、牙膏、口香糖、牙周袋冲洗液、缓释装置等,才能被传递到牙周局部,起到控制菌斑的作用。

1. 氯已定　使用0.12%或0.2%氯已定溶液含漱,每天2次,每次10 ml,每次1分钟。

2. 甲硝唑　甲硝唑0.2g,每天3次,共服7天。

3. 替硝唑　为甲硝唑的同类药物,但不良反应减少。

4. 抗生素

(1) 四环素:口服四环素0.25g,每天4次,共服2~3周。

(2) 螺旋霉素:口服螺旋霉素0.25g,每天3次。

(3) 卡那霉素:5%卡那霉素糊剂局部涂擦,每天3~4次。

5. 其他药物

(1) 酚类化合物:又称香精油,主要用做漱口剂,每天2次。

(2) 季铵化合物:一般以0.05%的浓度作为漱口剂,可抑制菌斑的形成和牙龈炎的发生。

(3) 血根碱:常含于漱口剂及牙膏中使用。

(4) 氟化亚锡:用1.64%的SnF_2做龈下冲洗,能抑制龈下菌斑,并能延缓牙周再感染。用0.4% SnF_2凝胶涂刷牙面,也可抑制菌斑形成。0.1%的SnF_2作为漱口液,0.45%的SnF_2为SnF_2牙膏。

(5) 三氯羟苯醚:口腔用于牙膏,漱口液具有广谱抗菌活性。抑菌浓度为0.1~10mg/ml,杀菌浓度为0.3~5mg/ml。

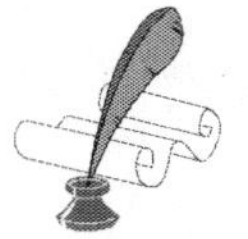

第四章　牙体牙髓病

第一节　牙　体　病

一、龋　　病

案例 4-1

患者，男，19 岁。主诉：要求口腔检查，自觉右下牙有粗糙感。检查：口腔卫生差，菌斑Ⅱ°，探针牙龈有轻微出血。6^B可见白垩色及黄褐色斑块，探诊釉质表面粗糙、质软，有点状缺损。余牙未见明显异常。

问题

◆该病例是何诊断？

◆诊断依据？

◆鉴别诊断？

◆治疗计划？

参考答案和提示

◆诊断　$\overline{6^B|}$ 浅龋；慢性龈缘炎。

◆诊断依据　依据包括：①釉质白垩色斑块脱矿及破坏区质软。②口腔卫生差，菌斑Ⅱ°，探针牙龈有轻微出血。

◆鉴别诊断

1. 与浅龋鉴别　①釉质钙化不全：釉质表面白垩色损害，光滑完整，可发生于任何部位。②釉质发育不全：釉质形态缺陷，有小沟或釉质缺损表现，探诊质硬而光滑，多累及同一时期发育的一组牙，病变呈对称性。③氟牙症：有高氟区居住史，同一发育时期的一组牙受累及。

2. 与慢性龈缘炎鉴别　①早期牙周炎：有牙周附着丧失和牙槽骨吸收。②坏死性溃疡性龈炎：牙龈出血和疼痛为主要症状，牙龈边缘有坏死为其特征。

◆治疗计划　治疗计划包括：①全口洁治，口腔卫生宣教。②充填治疗。

案例 4-2

患者，女，31 岁。主诉：左上后牙冷热刺激痛 10 天余。检查：$\underline{|7^D}$ 深洞，达牙本质深层，探诊敏感，去净腐质未见穿髓孔，冷测同对照牙，入洞疼痛，去除刺激立即消失，叩诊阴性，松动阴性，X 线检查见$\underline{|7^D}$ 低密度透射影接近牙髓腔。余牙未见异常。

问题

◆诊断是什么？

◆诊断依据？

◆鉴别诊断？

◆治疗计划？

参考答案和提示

◆诊断 |7^D 深龋。

◆诊断依据 冷热刺激痛，龋损达牙本质深层，探诊敏感，冷测无异常，无穿髓点。

◆鉴别诊断

1. 可复性牙髓炎 常规冷测(不入洞)即可产生一过性疼痛，刺激去除后症状仍持续数秒。

2. 慢性牙髓炎 有自发痛史、叩诊异常、温度测诱发迟缓痛等。③牙髓坏死：探诊无反应，冷热测、电活力测均无反应。

◆治疗计划

1. 间接盖髓，双层垫底，后牙树脂充填材料充填。

2. 间接盖髓，双层垫底，银汞合金材料充填。

临床思维：龋病

临床上可见龋齿有色、形、质的变化，而以质变为主，色、形变化是质变的结果，随着病程的发展，病变由釉进入牙本质，组织不断被破坏、崩解而逐渐形成龋洞，临床上常根据龋坏程度分为浅、中、深龋 3 个阶段，各自表现如下：

【浅龋的临床表现和诊断】

浅龋亦称釉质龋，龋坏局限于釉质。初期于平滑面表现为脱矿所致的白垩色斑块，以后因着色而呈黄褐色，窝沟处则呈浸墨状弥散，一般无明显龋洞，仅探诊时有粗糙感。后期可出现局限于釉质的浅洞，无自觉症状，探诊也无反应。

【中龋的临床表现和诊断】

龋坏已达牙本质浅层，临床检查有明显龋洞，可有探痛，对外界刺激(如冷、热、甜、酸和食物嵌入等)可出现疼痛反应，当刺激源去除后疼痛立即消失，无自发性痛。

【深龋的临床表现和诊断】

龋坏已达牙本质深层，一般表现为大而深的龋洞，或入口小而深层有较为广泛的破坏，对外界刺激反应较中龋为重，但刺激源去除后，仍可立即止痛，无自发性痛。龋坏在 X 线片上呈黑色透射区，对难以确诊者(如邻面龋)，可借助 X 线片协助诊断。

思 考 题

1. 龋病的诊断要点是什么？

2. 试述龋病治疗的目的。

二、四 环 素 牙

案例 4-3

患者,女,27 岁。主诉:全口牙齿颜色发黄要求治疗。检查:口腔卫生较好,牙面无外源性着色斑点。全口牙齿呈黄色,前牙比后着色更明显。4 颗六龄牙伴有轻度牙釉质发育不全。有服用四环素病史,其余未见异常。

问题

◆诊断是什么?

◆诊断依据?

◆鉴别诊断?

◆治疗计划?

参考答案和提示

◆诊断　四环素牙。

◆诊断依据　有服用四环素病史,牙齿呈黄色,前牙比后牙的着色更明显。重者有牙釉质发育不全。

◆鉴别诊断　用紫外线灯照射四环素牙可观察到激发荧光,可与遗传性乳光牙本质鉴别。

◆治疗计划　根据患者的经济情况可选用以下方案:

1. 可见光复合树脂修复法　只能磨去唇侧釉质 0.1mm 或不磨牙,因为四环素着色主要在牙本质,若磨去过多釉质层,或甚至牙本质外露,不仅加重底色,且严重影响粘接牢固性。对于四环素着色严重的牙,由于遮色效果差,用该法也难以令人满意。

2. 脱色法　可试用于不伴有釉质缺陷者,分外脱色法和内脱色法两种。

3. 烤瓷贴面及烤瓷全冠修复　经济状况好的患者可选用。

临床思维:四环素牙

【病史】

6~7 岁前曾接受过大剂量多次短疗程的药物(四环素类)治疗。

【临床表现】

牙齿呈黄色、浅灰色或深灰色,一般前牙比后牙、乳牙、比恒牙的着色更明显。重者有牙釉质发育不全。

【鉴别诊断】

用紫外线灯照射四环素牙可观察到激发荧光,可与遗传性乳光牙本质鉴别。

思 考 题

如何预防四环素牙的发生？

三、楔状缺损

案例 4-4

患者，男，57 岁。主诉：上下牙冷刺激不适 3 个月。检查：口腔卫生较好，$\frac{543|345}{543|345}$唇颊面牙颈部楔状缺损，缺损边缘整齐，表面坚硬而光滑，牙龈轻度萎缩。探诊感觉酸，冷测酸痛，冷刺激去除立即好转，叩诊阴性，松动度阴性。患者有横刷牙习惯，近几年才养成正确的刷牙方法，其余未见异常。

问题

◆诊断是什么？

◆诊断依据？

◆鉴别诊断？

◆治疗计划？

参考答案和提示

◆诊断　$\frac{543|345}{543|345}$楔状缺损。

◆诊断依据　口腔卫生较好，$\frac{543|345}{543|345}$唇颊面牙颈部楔状缺损，缺损边缘整齐，表面坚硬而光滑，牙龈轻度萎缩。患者有横刷牙习惯，近几年才养成正确的刷牙方法。

◆鉴别诊断　根面龋：牙根部的任何位置，牙体硬组织变软，龋损形状不一。

◆治疗计划

1. 组织缺损少、且无牙本质过敏症者，不需作特别处理。
2. 有牙本质过敏症者，应用脱敏疗法。
3. 缺损较大者可用充填法，用复合树脂充填；洞深或有敏感症状者，充填前应先垫底。
4. 改正刷牙方法，避免横刷，并选用较软的牙刷和磨料较细的牙膏。

临床思维：楔状缺损

【形态】

发生在前牙唇侧、后牙颊侧牙颈部实质性缺损，形态呈楔状。

【病因】

1. 患者有横刷牙习惯。
2. 牙合部结构薄弱。

3. 酸的作用。

4. 牙体组织的疲劳。

【缺损分级】

缺损分为浅、中、深三级，深者可穿通牙髓，引起牙髓或尖周病变。

【发病特征】

好发牙位是牙弓突出部位牙齿，多见于成年人，青少年少见。

思　考　题

试述楔状缺损的治疗原则。

复　习　题

一、名词解释

1. 龋病　2. 楔状缺损

二、填空题

1. 邻面龋、继发龋不易用探针查出，此时可用________进行检查。

2. 楔状缺损常发生的牙位________，缺损可分为________、________、________。

3. 预防四环素牙发生的最好方法是________。

三、单项选择题

1. 龋病的临床特征是(　　)

A. 牙齿有颜色改变　　B. 牙体有缺损

C. 牙体外型的改变　　D. 窝洞表面有食物残渣

E. 牙齿色、形、质的改变

2. 关于四环素牙，下列哪一项是错误的(　　)

A. 四环素可通过胎盘引起乳牙着色　　B. 前牙比后牙着色明显

C. 乳牙比恒牙着色明显　　D. 四环素牙的着色是永久的

E. 四环素对牙的影响仅仅是着色影响美观

3. 下列哪一项不是引起楔状缺损的原因(　　)

A. 横刷法刷牙　　B. 牙颈部结构薄弱

C. 龈间内酸性渗出物的作用　　D. 竖刷法刷牙

E. 牙颈部应为集中区

四、简答题

1. 龋病治疗的目的是什么？

2. 楔状缺损的治疗原则是什么？

复习题参考答案

一、名词解释

1. 龋病:一种牙齿硬组织的感染性疾病,由口腔中多种因素作用所导致的牙齿硬组织进行性病损,表现为无机质的脱矿和有机质的分解,从而造成牙齿硬组织缺损。
2. 楔状缺损:由不良刷牙方法、唾液酸性环境的作用、牙颈部结构薄弱、咬合应力集中共同致牙颈部实质缺损,由于这种缺损常呈楔形而得名。

二、填空题

1. X 线片
2. 牙弓突出部位的牙齿　浅　中　深
3. 妊娠和哺乳的妇女,以至 8 岁以下的小儿不使用四环素类药物

三、单项选择题

1. E　龋病的临床特征是牙齿色、形、质的改变。
2. E　关于四环素牙的影响仅仅是着色影响美观的这一说法是错误的。
3. D　竖刷法刷牙不是引起楔状缺损的原因。

四、简答题

1. 答题要点:修正病变过程,保护牙髓,恢复牙的形态,功能及美观,并维持与邻近软硬组织的正常生理解剖关系。
2. 答题要点:(1) 首先改正刷牙方法,避免横刷,并选用较软的牙刷和磨料较细的牙膏。
(2) 组织缺损少,且无牙体质过敏症者,不需做特别处理。
(3) 有牙本质过敏症者,应用脱敏疗法。
(4) 缺损较大者可用充填法,用玻璃离子粘固剂成复合树脂充填,调深或有敏感症状者,充填前应先垫底。
(5) 有牙髓感染或根尖周病时,可做牙髓病治疗或根管治疗术。
(6) 如缺损已导致牙横折,可根据病情和条件,行根管治疗术后,予以桩核冠修复。无保留价值者则拔除。

第二节　牙体病诊疗常规

一、龋　　病

龋病是在多种因素的影响下,牙齿硬组织中的无机物脱矿,有机质分解,从而造成牙体组织缺损的一种疾病。根据病变所在的部位的深浅可分为浅龋(牙釉质龋、牙骨质龋),中龋(牙本质浅层)和深龋(牙本质深层)。

(一) 病史要点

1. 患牙的病变处变色,牙质缺损,形成大小、深浅不同的龋洞。

2. 对冷、热、甜、酸等刺激较为敏感。

3. 咀嚼不便,当食物嵌入洞内时发生较严重的疼痛。

(二) 检查要点

1. 牙齿硬组织变色,形、质各方面都发生变化,形成龋洞。

2. 用探针和 X 线片检查,显示牙体患处不同程度的硬组织缺损。

(三) 处理

1. 原则　终止病变发生,恢复牙齿外形和功能,保持牙髓的正常活力。

2. 方法

(1) 磨除法:龋坏面积广泛,几乎波及整个咬合面或其他方面的浅层龋以及牙齿表层剥落,不易做出洞形的乳牙。

(2) 药物治疗:用于尚未成洞的初期龋。常用硝酸银涂擦,再用丁香油还原。

(3) 充填法:用于已经形成龋洞。应清除坏死的牙齿组织,制成一定洞形,选用适当的充填材料,修复缺损部分。

(四) 疗效评定标准

1. 经磨除或药物疗法后,龋坏终止发生,牙髓活力正常。

2. 经充填后,恢复牙齿的外形和生理功能,牙髓活力保持正常。

3. 龋坏范围较大,充填法不易固位者,可用嵌法及冠修复,恢复牙齿外形和生理功能,终止病变发生,牙髓活力正常。

二、四 环 素 牙

在牙的发育矿化期服用的四环素类药物,可被结合到牙组织内,使牙着色。

(一) 病史要点

1. 病史　6~7 岁前曾接受过大剂量多次短疗程的药物(四环素类)治疗。

2. 临床表现　牙齿呈黄色、浅灰色或深灰色,一般前牙比后牙、乳牙比恒牙的着色更明显。重者有牙釉质发育不全。

3. 鉴别诊断　用紫外线灯照射四环素牙可观察到激发荧光,可与遗传性乳光牙本质鉴别。

(二) 检查要点

1. 呈黄色,在阳光照射下则呈现明亮的黄色荧光,以后逐渐由黄色变成棕褐色或深灰色。这种转变是缓慢的,并能为阳光促进,所以切牙的唇面最先变色。

2. 前牙比后牙着色明显;乳牙着色又比恒牙明显,因为乳牙的釉质较薄、较透明,不易遮盖牙本质中四环素结合物的颜色。

3. 牙着色程度与四环素的种类、剂量和给药次数有关。一般认为，缩水四环素、地美环素、盐酸四环素引起的着色比土霉素、金霉素明显。在恒牙，四环素的疗程数与着色程度呈正比关系，但是一个短期内的大剂量服用比长期给服相等的总剂量作用更大。

4. 四环素引起牙着色和釉质发育不全，都只在牙齿发育期给药才能显现出来。一般说来，在6~7岁后再给药则不致引起令人注目的牙变色。

（三）处理

1. 可见光复合树脂修复法　只能磨去唇侧釉质0.1mm或不磨牙，因为四环素着色主要在牙本质，若磨去过多釉质层，或甚至牙本质外露，不仅加重底色，且严重影响粘接牢固性。对于四环素着色严重的牙，由于遮色效果差，用该法也难以令人满意。

2. 脱色法　可试用于不伴有釉质缺陷者，分外脱色法和内脱色法两种。

3. 烤瓷贴面及烤瓷全冠修复。

（四）预防

为防止四环素牙的发生，妊娠和哺乳的妇女，以至8岁以下的小儿不宜使用四环素类药物。

三、楔状缺损

楔状缺损是牙齿唇、颊侧颈部硬组织发生缓慢消耗所致的缺损，由于这种缺损常呈楔形因而得名。

（一）病史要点

1. 典型楔状缺损，由2个平面相交而成，有的由3个平面组成，少数的缺损则呈卵圆形。缺损边缘整齐，表面坚硬而光滑，一般均为牙组织本色，有时可有程度不等的着色。

2. 牙颈部釉牙骨质界处的结构比较薄弱，易被磨去，有利于缺损的发生。不刷牙的人很少发生典型的楔状缺损，而刷牙的人，特别是用力横刷的人，常有典型和严重的楔状缺损。不发生在牙的舌面。唇向错位的牙楔状缺损常比较严重。楔状缺损的牙常伴有牙龈退缩。

3. 随年龄增长，楔状缺损有增加的趋势，年龄愈大，楔状缺损愈严重。

（二）检查要点

1. 根据缺损程度，可分浅形、深形和穿髓形3型。浅形和深形可无症状，也可发生牙本质过敏症。深度和症状不一定成正比关系，关键是个体差异性。穿髓型有牙髓病、尖周病症状，甚至发生牙齿横折。

2. 好发于$\frac{543|345}{543|345}$，尤其是第一前磨牙，位于牙弓弧度最突出处，刷牙时受力大，次数多，一般有牙龈退缩。

（三）处理

1. 组织缺损少、且无牙本质过敏症者，不需作特别处理。

2. 有牙本质过敏症者,应用脱敏疗法。

3. 缺损较大者可用充填法,用玻璃离子体粘固粉或复合树脂充填;洞深或有敏感症状者,充填前应先垫底。

4. 有牙髓感染或根尖周病时,可进行牙髓病治疗或根管治疗术。

5. 若缺损已导致横折,可根据病情和条件,进行根管治疗术后,做覆盖义齿或拔除。

(四) 预防

改正刷牙方法,避免横刷,并选用较软的牙刷和较细的牙膏。

第三节 牙 髓 病

一、可复性牙髓炎

案例 4-5

患者,男,20 岁,左下后牙遇冷热温度刺激时疼痛 3 天。患者左下颌后牙食物嵌塞半年,遇冷热酸甜偶有不适,3 天前开始出现对温度刺激瞬间疼痛,特别是冷刺激疼痛加重,当刺激消除后疼痛也随之消失,不伴有自发性疼痛。

问题

◆临床检查是什么?

◆如何诊断?

参考答案和提示

◆临床检查 左下第一磨牙远中邻面龋坏,无穿髓孔,叩诊阴性,温度和电活力测试瞬间不适。

◆诊断 左下6 可复性牙髓炎。

临床思维:可复性牙髓炎

【概述】

可复性牙髓炎是牙髓组织以血管扩张和充血为主要病理变化的初期炎症表现,相当于牙髓病的组织病理学分类中牙髓充血。

【诊断要点】

1. 症状 温度等刺激一过性疼痛,无自发痛。

2. 检查 视有病因牙,叩诊阴性,牙髓活力测试反应阈值低,有一过性敏感。

【治疗原则】

去腐备洞,药物封闭窝洞使其免受外来刺激,使充血的牙髓恢复正常,保存活髓。临床上常用的药物有:

1. 氧化锌丁香油糊剂

2. 氢氧化钙糊剂

【鉴别诊断】

1. 深龋

(1) 概述:临床上可以见到牙体有很深的棕或黑色缺损,病损已进展到牙本质深层。洞内有大量腐质,患者多数主观症状明显,因食物嵌塞等有激发痛。某些慢性龋病患者,因修复性牙本质较厚,对温度、化学刺激和探诊检查可以无明显的疼痛反应。

(2) 诊断要点:

1) 症状:遇冷、热、酸、甜有不适,刺激去除后疼痛立即消失,刺激不进入龋洞不会出现明显激发痛,无自发痛。

2) 检查:牙体缺损,探查洞底敏感,无露髓孔,叩诊阴性,牙髓活力测试,反应与正常对照牙相同。

(3) 治疗原则:

1) 去除龋坏组织,终止龋病的发展,促进牙髓的防御性反应。

2) 保护牙髓。

3) 正确判断牙髓状况选择治疗方法:垫底充填、间接盖髓术和安抚治疗。

A. 能去净腐质,牙髓活力测试正常者,行双层或三层垫底永久充填。

B. 不能去净腐质近髓深龋,牙髓活力测试正常,行间接盖髓术,选用"二次去龋法"。

C. 牙髓活力测试出现"一过性疼痛"者,近髓深龋难以与可复性牙髓炎鉴别时,可先行安抚治疗,再酌情处理。

2. 牙本质过敏症

(1) 概述:牙本质过敏症是指牙体在受到外界刺激后,如温度、化学及机械等作用引起的酸痛症状。包括能使釉质完整性破坏和牙本质暴露的各种牙体疾病,如磨损、楔状缺损、牙折、龋病以及牙周萎缩致牙颈部暴露等。多见于中年以上患者。

(2) 诊断要点:

1) 症状:对温度(冷、热)、化学(酸、甜)以及机械刺激(摩擦或咬硬物)很敏感,一旦去除刺激,酸痛立即停止。无自发痛。

2) 检查:牙体缺损或牙本质暴露,探诊敏感。临床检查牙本质敏感症最常用的方法有探针、三用气枪和主观评价法。

3) 治疗原则:

A. 消除致病因素。

B. 对症治疗:

a. 药物脱敏。

b. 充填或修复治疗。

c. 激光治疗。

d. 手术治疗,牙髓失活后做牙髓治疗。

二、不可复性牙髓炎

（一）慢性牙髓炎

案例 4-6

患者,女,60 岁。右下倒数第一磨牙遇冷热刺激后阵发性隐痛 2 年多。长期食物嵌塞并咀嚼不适,反复不适感在去除刺激后可以自行缓解,无治疗经历。无明显自发性疼痛病史。

问题

◆临床检查需什么措施?

◆如何诊断?

参考答案和提示

◆临床检查　右下第三磨牙近中邻面深龋,探诊不敏感,机械去腐反应迟钝,无露髓孔,叩痛阳性或不适。患牙温度和电活力测试迟缓性疼痛,刺激去除后仍延续较长时间。

◆诊断　右下 8 慢性闭锁型牙髓炎。

临床思维:不可复性牙髓炎

【概述】

慢性牙髓炎是临床上最常见的一类牙髓炎,多由深龋致牙髓感染引起,临床症状不典型,故不被患者重视,也容易误诊。慢性牙髓炎病程较长,有时出现不明显的阵发性隐痛或每日出现定时钝痛。患牙一般多可定位。慢性牙髓炎根据牙髓腔穿通与否及暴露牙髓的状况而分为慢性闭锁性牙髓炎、慢性溃疡性牙髓炎和慢性增生性牙髓炎 3 种类型。

【诊断要点】

1. 慢性闭锁型牙髓炎

（1）症状:无明显自发性和阵发性隐痛,但有长期冷热刺激痛,常表现咬合不适或轻度叩痛,可以找到病因牙并可定位患牙。

（2）检查:

1）存在病因牙。

2）探诊不敏感。

3）叩诊阳性或阴性。

4）温度刺激异常并迟缓反应。

2. 慢性溃疡性牙髓炎

（1）症状:多无自发痛,但患者常诉食物嵌入龋洞内时会引起剧烈疼痛,有冷热刺激痛。检查患牙有深龋洞,探查洞底有穿髓孔,探查穿髓孔时浅探不痛,深探有剧痛且有少量渗血。由于长期失用,患牙有大量软垢、牙石堆积。

（2）检查:患牙一般无叩痛。对温度测试敏感。

3. 慢性增生性牙髓炎

(1) 症状:一般无自发痛,但有时患牙有进食疼痛,或有进食出血现象。由于长期失用,患牙及其邻牙有大量牙石堆积。

(2) 检查:患牙大而深的龋洞内充满红色肉芽组织即牙髓息肉(息肉与牙体组织相连),探之不痛但易出血。

【治疗原则】

根据根管情况选择根管治疗(较少用)。

(二) 急性牙髓炎

【概述】

急性牙髓炎临床特点是发病急,具有典型的特征性剧烈疼痛。临床上大多数属于慢性牙髓炎急性发作,龋源性最为多见。单纯的原发性急性牙髓炎临床上比较少见,多因物理损伤、化学刺激所致。

【诊断要点】

1. 症状　自发性阵发性痛,夜间痛,温度刺激加剧疼痛,疼痛不能定位。

2. 检查　存在病因牙,龋洞探诊多剧痛。晚期患牙叩诊阴性或阳性。牙髓活力温度测试有助于患牙定性定位。温度测试极敏感或明显激发痛,刺激去除疼痛仍要持续。也可表现为"热重冷缓"。

【治疗原则】

1. 保存活髓　对年轻恒牙的早期牙髓炎,临床可酌情选用盖髓术或活髓切断术,尽可能保存全髓或根髓。

2. 保存患牙　对不宜保存活髓者,或保存活髓失败者,临床可酌情选用干髓术、根管治疗术、牙髓塑化术等方法,以保存患牙。

3. 严格遵循无菌、无痛原则。急性期应先行应急治疗,以缓解症状,减轻患者痛苦。

4. 尽量保留牙体组织,恢复牙体的形态、美观与功能。

(三) 残髓炎

【概述】

属于慢性牙髓炎。有牙髓治疗史。治疗后的患牙由于残留少量炎症根髓或多根牙遗漏根管未做处理而导致。

【诊断要点】

1. 症状　慢性牙髓炎相似,有牙髓治疗史。

2. 检查　温度刺激患牙有迟缓性疼痛,叩诊阴性或阳性,探察根管有疼痛。

(四) 逆行性牙髓炎

【概述】

感染来源于患牙牙周病的深牙周袋。

【诊断要点】

1. 症状　长期牙周炎病史，近期出现牙髓炎症状。

2. 检查　多无硬组织缺损，患牙有严重的牙周炎表现。

三、牙 髓 坏 死

案例 4-7

患者，女，16岁。左上前牙外伤性切缘缺损1年。1年多来上前牙偶有不适，近期牙体色泽发暗，与左右邻牙颜色不同，无疼痛，无咀嚼不适等症状。

问题

◆如何诊断？

◆临床检查需要怎样的措施？

参考答案和提示

◆临床检查　牙冠变色，叩诊阴性，牙髓活力阴性，X线片患牙根尖周无明显异常。

◆诊断　左上前牙1牙髓坏死。

临床思维：牙髓坏死

【概述】

多种原因使牙髓组织严重营养不良和退行性变性时，由于血液供应严重不足，牙髓渐进性坏死。

【诊断要点】

1. 症状　患牙一般没有自觉症状。

2. 检查　牙冠变色，叩诊阴性或阳性，牙髓无活力，X线片患牙根尖周无明显异常。

四、急性根尖周炎

案例 4-8

患者，男，36岁。左下后牙肿胀和疼痛3天。6个月前在外院做牙齿复合树脂充填治疗，治疗后一直有冷热疼痛，近期疼痛加重，不敢咬合。

问题

◆如何诊断？

◆临床检查需怎样的措施？

参考答案和提示

◆临床检查　左下第一磨牙龋病已充填治疗，患牙根尖部牙龈红肿，扪痛，有波动感，无探痛，叩痛(+++)，松动Ⅲ°。牙髓活力检查阴性。

◆诊断　⌈6 急性化脓性根尖周炎。

临床思维:急性根尖周围炎

【概述】

发生在根尖周组织的炎症性病变,多数由牙髓病发展而来,临床上分急性、慢性两种。急性根尖周炎又分为浆液性和化脓性,其中急性化脓性根尖周炎又称急性牙槽脓肿,是由急性浆液性根尖周炎发展而来,也可由慢性根尖周炎急性发作所致。急性化脓性根尖周炎在其发展过程中,因其脓液所在部位不同而划分为根尖脓肿、骨膜下脓肿和黏膜下脓肿 3 个阶段,主要症状为疼痛和肿胀,严重者伴有全身症状。

【诊断要点】

依据患牙表现的典型症状及体征,根据疼痛和红肿程度分辨患牙所处的炎症阶段。

1. 根尖脓肿 患牙有自发性、持续性、定位性剧烈跳痛,患牙浮起,咬合痛;检查患牙叩诊(++,+++)、松动Ⅱ°~Ⅲ°,根尖部牙龈轻度扪痛。牙髓无活力。

2. 骨膜下脓肿 持续性剧烈跳痛达最高峰,触痛剧烈,颌面部软组织肿胀、压痛,伴有全身症状;检查患牙叩痛(+++),松动Ⅲ°,牙龈红肿,压痛明显,扪诊有深部波动感,牙髓无活力。严重时致蜂窝织炎。

3. 黏膜下脓肿 脓液已达黏膜下,自发痛及咬合痛减轻,全身症状缓解;检查患牙叩痛(+~++),松动Ⅰ°,根尖区黏膜肿胀并脓肿局限,波动感明显,牙髓无活力。

【治疗原则】

1. 控制炎症,清除病灶,保存患牙。

2. 急性期应掌握时机,适时开髓引流,以缓解患者症状,减轻患者痛苦。骨膜下或黏膜下脓肿期应在局部麻醉下切开排脓。

3. 急性症状消除后,可选行根管治疗术或牙髓塑化术。

【鉴别诊断】

● 急性牙周脓肿

1. 概述 牙周脓肿是牙周病发展到晚期,位于牙周袋或深部牙周组织中的局限性化脓性炎症。

2. 诊断要点

(1) 症状:长期牙周病病史,患牙轻度疼痛,急性病程可持续 3~4 天。

(2) 检查:患牙无龋,有深牙周袋,脓肿局限牙周袋壁,近龈缘,轻度叩痛,松动明显,牙髓活力测试正常,X 射线片显示牙槽骨嵴有破坏,可存在骨下袋。

第四节 慢性根尖周炎

案例 4-9

患者,女,48 岁,右下后牙牙龈突起肿物 1 周余。原有右下后牙反复治疗史,治疗后无明显不适症状。近期有部分材料脱落导致食物嵌塞,并发现牙龈局限性红肿,口腔有异味。

问题

◆如何诊断?

◆临床检查需怎样的措施?

参考答案和提示

◆临床检查　右下后牙治疗并充填,牙龈有窦管开口,X 线检查发现牙体根尖周骨质破坏。

◆诊断　$\overline{7|}$ 窦性慢性根尖周炎。

临床思维:慢性根尖周炎

【概述】

根管内长期存在感染和病原刺激物,根尖周组织呈现慢性炎症反应,表现为炎性肉芽组织的形成和牙槽骨破坏。病变类型可有根尖周肉芽肿、慢性根尖周脓肿、根尖周囊肿和致密性骨炎。慢性根尖周脓肿又称慢性牙槽脓肿,形成内衬上皮细胞窦道者又称窦型慢性根尖周脓肿。

【诊断要点】

1. 症状　一般无明显的自觉症状。

2. 检查　可见病因牙,牙冠变色,有窦性慢性根尖周炎可查及窦管开口,叩诊(-,±),根尖周囊肿大小不确定,X 线可见患牙根尖区骨质变化的影像。

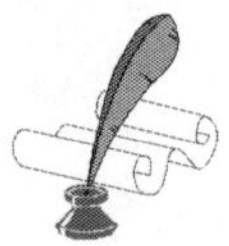

第五章 牙周和口腔黏膜常见病

第一节 牙 龈 病

案例 5-1

患者,男,21 岁。主诉:刷牙牙龈出血 2 年余,偶有牙龈自动出血,含漱后可止住,咬苹果时苹果上带血。检查:全口龈上牙结石Ⅱ°,牙龈颜色为暗红色,牙龈松软脆弱,轻触牙龈有出血,牙周袋深度 3mm。X 线片:未见牙槽骨吸收。

问题

◆最有可能的诊断是什么? 为什么?

◆引起此疾病的主要原因是什么?

◆治疗计划是什么?

参考答案和提示

◆诊断为慢性龈缘炎,主要根据临床表现,如咬硬物出血、Ⅱ°牙结石、牙龈颜色改变、有牙周袋但无附着丧失。另外,X 线表现可以辅助诊断(牙槽骨无吸收)。

◆引起此疾病的主要原因 局部刺激因子牙结石及牙菌斑。

◆通过洁治术彻底清除牙菌斑及牙结石,应用抗菌类含漱剂。

案例 5-2

患者,男,30 岁,有 5 年吸烟史。主诉:牙龈自动出血伴牙龈疼痛,口臭 3 天,未发热。检查:全口大量牙石,龈缘呈虫蚀状,以下前牙为主,表面覆盖坏死假膜,易于擦去,其下面为出血面,病损区疼痛明显。

问题

◆最有可能的诊断是什么? 诊断依据是什么?

◆主要病因是什么?

◆如何治疗?

参考答案和提示

◆诊断为急性坏死溃疡性龈炎。男性多见,有吸烟史,大量牙石存在,龈缘呈虫蚀状,易于擦去的坏死假膜及典型的出血,牙龈疼痛及口臭,根据以上临床表现足以诊断。

◆主要病因 局部抵抗力下降的情况下,存在于龈炎和牙周炎菌斑中的梭形杆菌和螺旋体大量繁殖而造成牙龈的坏死和炎症。

◆去除局部坏死组织,局部使用氧化剂(1%~3%过氧化氢溶液局部擦拭),全身抗生素应用及支持治疗。

案例 5-3

患者,女,55 岁,主诉:牙龈增生,影响口唇闭合。检查:全口唇颊侧及腭侧龈乳头及边缘龈呈小球状突起,覆盖部分牙面,龈乳头可呈结节状,质地坚硬,色粉红,探之不易出血。增生牙龈下可见中等量牙石。追问病史发现,高血压、冠心病史 5 年,口服硝苯地平片 2 年。

问题

◆最有可能的诊断是什么?诊断依据是什么?

◆主要病因是什么?

◆治疗原则是什么?

参考答案和提示

◆该患者可诊断为药物性牙龈增生。首先,有高血压、冠心病史,口服硝苯地平 2 年。其次,牙龈呈小球状突起,覆盖部分牙面,龈乳头可呈结节状,质地坚硬,色粉红,探之不易出血,有牙石。根据以上 2 点可以判断是硝苯地平引起的牙龈增生。

◆主要病因是在原有牙龈炎症的基础上,长期口服硝苯地平所致。

◆治疗上,首先应停药或更换药物,在此基础上行洁治术以去除牙菌斑及牙石,全身情况稳定的情况下应做牙龈切除术并修整牙龈外形。

临床思维:牙龈病

【病因】

牙龈病指局限于牙龈未侵犯深部牙周组织,以炎症为主的一组疾病,包括炎症为原发变化的慢性龈缘炎;某些全身因素所致的或伴发的炎症如药物性牙龈增生;有些全身情况加重或促发的炎症及局部因素刺激所表现的良性肿瘤样病变如牙龈瘤等。

【临床表现】

无论何种牙龈炎主要表现均为牙龈的炎症,最主要的一点为:牙槽骨等深部牙周组织无破坏,假性牙周袋存在但牙龈附着无丧失。这是牙龈炎与牙周炎最主要的鉴别点,也是在临床工作中容易混淆的地方。牙龈炎不及时治疗可以发展为牙周炎,故在牙龈炎阶段将炎症控制,对恢复牙龈健康状态有重要临床意义。

【治疗】

对于不同类型的牙龈炎,治疗上先从病因开始入手,利用龈上洁治、龈下刮治术去除局部刺激因素,可以控制和恢复牙龈健康。

思 考 题

1. 慢性龈缘炎的主要临床表现是什么?
2. 急性坏死溃疡性龈炎的主要致病菌是什么?
3. 引起药物性牙龈增生的常见药物有哪些?

第二节 牙 周 炎

案例 5-4

患者,女,46 岁。主诉:后牙咬物无力 1 个月,伴刷牙出血。检查:中量牙石,有口臭,牙龈呈暗红色,质地松软,牙龈水肿,探诊出血,边缘圆钝,牙周袋 5mm, 牙根暴露,下前牙及后牙根分叉区明显,附着丧失 2mm,牙松动Ⅱ°。

问题

◆该病诊断是什么?诊断依据是什么?

◆还需要哪些特殊检查?有什么改变?

◆应与何种疾病鉴别?

◆治疗原则是什么?

参考答案和提示

◆诊断为成人牙周炎(慢性牙周炎)。诊断依据为:牙龈炎症,牙周袋形成(5mm),有 2mm 附着丧失及牙齿松动。

◆为进一步诊断需拍 X 线片,可见牙槽骨有吸收,牙槽嵴顶明显,以水平吸收为主。

◆与较易混淆的牙龈炎相鉴别 牙龈炎可有牙龈炎症,牙龈出血,也有牙周袋形成(假性牙周袋),但不会出现附着丧失及明显牙齿松动,X 线片上牙槽骨不会有骨吸收,这些是较明显的鉴别点。

◆控制菌斑,彻底清除牙石,平整根面,牙周袋及根面的药物处理,基础治疗后的牙周手术及牙周支持治疗。

案例 5-5

患者,女,16 岁。主诉:双侧后牙咀嚼无力。检查:身体健康,全口口腔卫生可,牙石量少,双侧下第一磨牙及下切牙可探及牙周袋,袋深 4~6mm,附着丧失 3~4mm, 松动Ⅰ°,下前牙有移位,余牙无明显附着丧失。

问题

◆该病诊断是什么?诊断依据是什么?

◆还需要哪些特殊检查?有什么改变?

◆应与何种疾病鉴别?

◆治疗原则是什么?

参考答案和提示

◆诊断为局限型青少年牙周炎,患者 16 岁,虽然口腔卫生可,牙石量少,但牙周袋较深,附着丧失明显,即牙周组织破坏程度与局部刺激物的量不成比例,这是青少年牙周炎的特点之一,以磨牙区和下前牙区为主,其他牙齿正常。

◆需拍摄X线片，可见第一磨牙近远中有垂直型骨吸收，形成典型的“弧形吸收”，切牙区为水平吸收。

◆与牙龈炎及慢性牙周炎鉴别

1. 牙龈炎可有牙龈炎症，牙龈出血，也有牙周袋形成(假性牙周袋)，但不会出现附着丧失及明显牙齿松动，X线片上，牙槽骨不会有骨吸收。

2. 慢性牙周炎年龄较青少年牙周炎大，一般侵犯全口多数牙，口腔卫生较差，有大量牙石及牙菌斑，牙周组织破坏程度与局部刺激物的量成正比，牙槽骨的吸收呈水平吸收，“弧形吸收”较少见。

◆早期进行洁治、刮治及根面平整等基础治疗，彻底消除感染，加强定期复查和必要的后续治疗，口服抗生素作为辅助治疗。病情不重而有牙移位的患者，在炎症控制后，可用正畸方法使牙复位排齐。

临床思维：牙周炎

【病因】

牙周炎是牙菌斑中的微生物所引起的牙周支持组织的慢性感染性疾病，导致牙周支持组织的炎症、牙周袋形成、进行性附着丧失及牙槽骨吸收，最后导致牙齿松动和被拔除。它是成年人丧失牙齿的首位原因。牙周炎在临床上表现为多种类型，它们都是由菌斑微生物所引起，但不同牙周炎的致病菌可能不同。

【治疗】

治疗程序分4个阶段，即基础治疗阶段、牙周手术治疗阶段、修复治疗阶段及牙周支持治疗阶段。

牙周炎治疗的成功与否，一方面在于有周密正确的治疗计划和医生精湛细致的治疗技术；另一方面，要求患者的认真配合和持之以恒的自我控制菌斑，两者缺一不可，否则任何治疗都不能维持长久疗效。

复　习　题

一、名词解释

1. 牙龈病　2. 药物性牙龈增生　3. 成人牙周炎

二、填空题

1. 急性坏死溃疡性龈炎的主要病原菌是________和________。
2. 可以引起药物性牙龈增生的药物有________、________及________。
3. 青少年牙周炎在磨牙区牙槽骨的吸收是________型吸收，在前牙区为________型吸收。

三、单项选择题

1. 急性坏死溃疡性龈炎的典型特征是(　　)

A. 发病急,牙龈疼痛,出血,有恶臭味
B. 发病急,牙龈出血及牙齿松动
C. 化脓,恶臭味和牙龈疼痛
D. 牙龈乳头出现溃疡
E. 大部分患者吸烟

2. 慢性龈缘炎的特征,除外(　　)
A. 牙结石多　　B. 出血　　C. 颜色改变
D. 疼痛　　E. 牙龈红肿

3. 牙周炎和牙龈炎的根本区别是(　　)
A. 牙周袋大于 3mm　　B. 牙龈炎症程度　　C. 有无附着丧失
D. X 线片示牙周膜增宽　　E. 出现牙龈退缩

四、简答题

1. 简述慢性龈缘炎的临床表现。
2. 叙述成人牙周炎的临床表现。

五、问答题

1. 如何鉴别牙龈炎与牙周炎?
2. 叙述成人牙周炎与青少年牙周炎的鉴别要点。

复习题参考答案

一、名词解释

1. 牙龈病:指局限于牙龈,未侵犯深部牙周组织,以炎症为主的一组疾病。
2. 药物性牙龈增生:指服用某些药物而引起的牙龈纤维增生和体积增大。
3. 成人牙周炎:又叫慢性牙周炎,为最常见的一型牙周炎,由长期存在的慢性牙龈炎向深部牙周组织扩展而引起。

二、填空题

1. 梭形杆菌　螺旋体
2. 苯妥英钠　环孢素　硝苯地平
3. 弧形吸收　水平吸收

三、单项选择题

1. A　2. D　3. C

四、简答题

1. 临床表现包括:①牙龈色泽深红,暗红;②牙龈红肿胀、松软;③可形成假性牙周袋;④探诊出血;⑤龈沟液增多;⑥刷牙或咬硬物出血。
2. 答题要点:牙龈的炎症,牙周袋形成,附着丧失,牙骨髓吸收,牙齿松动,丧失咀嚼功能

五、问答题

略

第三节　口腔单纯性疱疹

案例 5-6

患儿,男,2 岁。高热 2 天,口腔溃疡 3 天,啼哭,流涎,拒食。体检发现患儿全口牙龈红肿,上腭黏膜可见丛集成簇的针头大小透明水疱,部分已破溃为浅表溃疡,周围黏膜广泛充血水肿。

问题

◆患者最可能的诊断是什么?

◆患者感染的病原体可能是什么?

◆诊断依据是什么?

◆根据患者的临床表现,辅助检查措施有哪些?

◆治疗方案是什么?

◆该病预后如何?

参考答案和提示

◆患儿 2 岁,有全身不适的前驱症状,口腔黏膜出现成簇的小水疱,部分破溃形成浅表溃疡,患儿最可能的诊断为原发性疱疹性口炎。

◆患者感染的病原体可能是Ⅰ型单纯疱疹病毒。

◆诊断依据包括患者年龄,有全身不适的前驱症状,口腔黏膜出现成簇的小水疱,部分破溃形成浅表溃疡。

◆辅助检查措施有

1. 涂片查找嗜酸性包涵体,电镜检查受损细胞中是否含有不成熟的病毒颗粒。
2. 通过抗原抗体检测进行免疫学检查。
3. 进行病毒的分离鉴定。
4. 进行基因诊断。

◆治疗

1. 抗病毒药物治疗　可用阿昔洛韦、利巴韦林、干扰素和聚肌胞等。
2. 免疫调节剂的使用　胸腺肽、转移因子、左旋咪唑等。
3. 口腔局部用药　黏膜用药,常使用的制剂有溶液、糊剂、散剂及含片。
4. 对症及支持疗法　卧床休息,抗感染、镇痛治疗。
5. 中医中药治疗。

◆HSV-1 引起的疱疹性龈口炎预后一般良好,但有极少数患者可引起疱疹性脑膜炎。

案例 5-7

患者,女,36 岁,感冒,轻度发热 2 天后,发现下唇及唇周皮肤出现成簇的小米粒大小的小水疱,破溃糜烂,后结痂,局部灼痒疼痛。病损处愈合后有色素沉着。

问题

◆患者最可能的诊断是什么?

◆诊断依据是什么?

◆与何种疾病鉴别?

◆治疗方案有什么?

参考答案和提示

◆患者成年女性,全身反应较轻,下唇及唇周出现典型的成簇小水疱,患者最可能的诊断为复发性唇疱疹。

◆诊断依据 患者成年女性,全身反应较轻,下唇及唇周出现典型的成簇小水疱,破溃结痂,局部灼痒疼痛。

◆鉴别诊断

1. 三叉神经带状疱疹 是由水痘-带状疱疹病毒引起的颜面皮肤和口腔黏膜的病损。水疱较大,疱疹聚集成簇,沿三叉神经的分支排列,不逾过中线。疼痛剧烈,损害愈合后一段时间仍有疼痛。任何年龄都可发生,预后不再复发。

2. 手-足-口病 为感染柯萨奇病毒 A_{16}所引起的皮肤黏膜病。前驱症状有发热、困倦与局部淋巴结肿大。在口腔黏膜、手掌、足底出现散在水疱、丘疹与斑疹,数量不等。口腔损害遍布于唇、颊、舌、腭等处,为很多小水疱,迅速成为溃疡,经 5~10 日后愈合。

3. 疱疹性咽峡炎 由柯萨奇病毒 A_4 所引起的口腔疱疹病损。前驱期和全身反应较轻,病损的分布只限于口腔后面,如软腭、腭垂、扁桃体处,为丛集成簇的小水疱,不久破溃成溃疡。损害很少发生于口腔前部,牙龈不受损害,病程大约 7 天。

◆治疗

1. 抗病毒药物治疗 可用阿昔洛韦、利巴韦林、干扰素和聚肌胞等。

2. 免疫调节剂的使用 胸腺肽、转移因子、左旋咪唑等。

3. 口腔局部用药 黏膜用药,常使用的制剂有溶液、糊剂、散剂及含片。

4. 物理疗法 复发感染可用氦氖激光治疗。

5. 对症及支持疗法 卧床休息,抗感染、镇痛治疗。

6. 中医中药治疗。

临床思维:口腔单纯性疱疹

单纯疱疹病毒对人体的感染甚为常见,据估计世界上 1/3 以上的人群曾患复发性疱疹性口炎。一般认为,人类是单纯疱疹病毒的天然宿主,口腔、皮肤、眼、会阴、神经系统等是易受侵犯的部位。

【临床表现】

1. 原发性疱疹性口炎 以 6 岁以下儿童较多见,尤其是 6 个月至 2 岁更多。急性发作,全身反应重,口腔黏膜的任何部位和口唇周围可出现成簇的小水疱,水疱破后形成糜烂,愈合,病程约需 7~10 天。

2. 复发性疱疹性口炎　成人多见,全身反应轻,口角、唇缘及皮肤出现典型的成簇小水疱,水疱破裂、糜烂、结痂。损害复发时总在原先发作过的或邻近的位置,病程约 10 天。愈合后不留瘢痕,但可有色素沉着。

【辅助诊断方法】

通过涂片查找嗜酸性包涵体;电镜检查受损细胞中是否含有不成熟的病毒颗粒进行形态学诊断。通过抗原抗体检测进行免疫学检查。病毒的分离鉴定。基因诊断。

【治疗】

抗病毒药物治疗:可用阿昔洛韦、利巴韦林、干扰素和聚肌胞等。使用免疫调节剂:胸腺肽、转移因子、左旋咪唑等。口腔局部黏膜用药;物理疗法;对症及支持疗法:卧床休息,抗感染、镇痛治疗。中医、中药治疗。

思　考　题

单纯疱疹病毒感染的诊断及鉴别诊断有哪些?

第四节　口腔念珠菌病

案例 5-8

患者,男,出生后 3 个月,患儿啼哭,哺乳困难。有轻度发热。临床检查见口腔黏膜出现白色凝乳状的斑点及斑块,黏膜充血;口角黏膜、皮肤充血、湿白、皲裂,斑块可擦掉,暴露出红色黏膜糜烂面。

问题

◆患者最可能的诊断是什么?

◆诊断依据是什么?

◆病损处取样涂片或培养会有何结果?

◆治疗方案是什么?

参考答案和提示

◆患儿最可能的诊断是急性假膜型念珠菌口炎,又叫鹅口疮。

◆诊断依据　患儿的年龄,白色凝乳状的斑点及斑块等病损特征,患儿哭闹。

◆涂片或培养可见大量的念珠菌菌丝。

◆治疗

1. 局部药物治疗　2%~4% 碳酸氢钠(小苏打)溶液:用于哺乳前后洗涤婴幼儿口腔及哺乳用具。甲紫水溶液涂擦。氯己定溶液冲洗或含漱。

2. 全身抗真菌药物治疗。

案例 5-9

患者,女,58 岁,患糖尿病 7 年。近 1 周来口干、口渴加重,双侧口角裂口、出血,进食有明显烧灼感。检查双侧口角皮肤、黏膜发红、湿白,伴有皲裂形成,上下颌为义齿修复,义齿承托区黏膜发红,其范围与义齿相吻合。义齿表面涂片镜检可见大量菌丝。

问题

◆患者最可能的诊断是什么?

◆诊断依据是什么?

◆治疗方案有什么?

参考答案和提示

◆患者最可能的诊断是慢性红斑型念珠菌口炎和念珠菌口角炎。

◆诊断依据 老年女性患者,有糖尿病史,戴上下颌义齿,口内义齿承托区黏膜发红,双侧口角发红伴有皲裂,义齿表面涂片镜检可见大量菌丝。

◆治疗

1. 局部药物治疗 氯已定溶液冲洗或含漱,制霉菌素含漱,咪康唑涂抹。

2. 全身抗真菌药物治疗 酮康唑、氟康唑、伊曲康唑。

3. 增强机体免疫力 注射胸腺肽、转移因子。

临床思维:口腔念珠菌病

口腔念珠菌病是念珠菌属感染所引起的口腔黏膜疾病。近年来由于抗生素和免疫抑制剂在临床上的广泛应用,导致菌群失调或免疫力降低,从而使内脏、皮肤、黏膜被真菌感染者日益增多,口腔黏膜念珠菌病的发病率也相应增高。

【临床表现】

1. 念珠菌口炎

(1) 急性假膜型念珠菌口炎(雪口病或鹅口疮):可发生于任何人,新生婴儿最多见。好发于颊、舌、软腭及唇,损害区黏膜充血,有散在的色白如雪的小斑点,可相互融合为白色或蓝白色丝绒状斑片,稍用力可擦掉,暴露红色黏膜糜烂面及轻度出血。患儿烦躁不安,哭闹,哺乳困难。

(2) 急性红斑型念珠菌性口炎(抗生素口炎):多见于老年人,常由于广谱抗生素长期应用所致。主要表现为黏膜充血糜烂及舌乳头呈团块萎缩。患者常首先有味觉异常或味觉丧失,口腔干燥,黏膜灼痛。

(3) 慢性肥厚型念珠菌口炎:可见于颊黏膜、舌背及腭部。病损呈结节状或颗粒状增生,或为固着紧密的白色角质斑块。

(4) 慢性红斑型念珠菌口炎(义齿性口炎):病损常见于上颌义齿腭侧面接触的腭、龈黏膜,多见于女性。黏膜呈亮红色水肿,或有黄白色的条索状或斑点状假膜。

2. 念珠菌唇炎 多发于老年患者,一般发生于下唇,可同时有念珠菌口炎或口角炎。

3. 念珠菌口角炎 双侧口角区的黏膜皮肤发生皲裂,常有糜烂或渗出物。

【辅助诊断方法】

实验室检查包括涂片检查病原菌、分离培养、免疫学和生化检查、组织病理学检查和基因诊断等。

【治疗】

治疗措施包括：局部药物治疗；全身抗真菌药物治疗；增强机体免疫力；对于癌前病损，应考虑手术切除。

思　考　题

请试述念珠菌口炎的临床表现。

第五节　复发性阿弗他溃疡

案例 5-10

患者，女，22 岁，口腔溃疡反复发作 2 年，间隔 1~2 个月，多在经前出现，每次 1~3 个不等，主要位于下唇和舌等部位，疼痛明显，7~10 天左右愈合，不留瘢痕。

问题

◆患者最可能的诊断是什么？

◆诊断依据是什么？

◆治疗方案是什么？

参考答案和提示

◆患者最可能的诊断　轻型阿弗他溃疡。

◆诊断依据　依据反复发作、可自愈的病史规律，每次 1~3 个不等，主要发生于下唇和舌等部位的临床体征。

◆治疗

1. 局部治疗　可用消炎、止痛类药物；局部封闭；理疗。
2. 全身治疗　肾上腺皮质激素及免疫抑制剂；中医中药。

案例 5-11

患者，女，54 岁，反复发作口腔溃疡 30 余年，多见于唇、颊、舌等部位，每次 10 余个不等，近 3 年来发作频繁，几乎无间歇期。溃疡较大，愈合时间长，颊部有瘢痕形成。4 周前腭垂出现一大溃疡，因疼痛影响进食来就诊。眼、外阴、生殖器无病损。

问题

◆患者最可能的诊断是什么？

◆诊断依据是什么？

◆与何种疾病鉴别？

◆治疗方案是什么?

参考答案和提示

◆患者最可能的诊断　重型阿弗他溃疡(腺周口疮)。

◆诊断依据　依据反复发作、可自愈的病史规律,溃疡较大,颊部有瘢痕,疼痛,眼、外阴、生殖器无病损的临床特征。

◆鉴别诊断

1. 结核性溃疡　多见于中青年,好发于唇、前庭沟、牙槽黏膜。溃疡深在,边缘隆起,向内翻转,呈鼠噬状,溃疡基底部有肉芽组织。无自限性。全身有结核体征。

2. 癌性溃疡　多见于老年,好发于舌腹舌缘、口角区、软腭复合体。溃疡深大,周围硬,边缘不整齐,底部呈菜花状,呈进展性,无自愈倾向。

3. 创伤性溃疡　青少年多见,好发于唇、颊、舌,溃疡深浅不定,边缘有隆起,溃疡形态与损伤因素契合,底部平或有肉芽组织。无自限性。

◆治疗

1. 局部治疗　可用消炎、止痛类药物;局部封闭;理疗。

2. 全身治疗　肾上腺皮质激素及免疫抑制剂;中医中药。

案例 5-12

患者,女,33 岁。口内多处溃疡,疼痛不能进食;双颊及舌背黏膜可见小米粒大小溃疡 10 余个,散在分布,周围黏膜广泛充血红肿。有轻度全身不适。以往曾有多次类似发作病史。可自愈。

问题

◆患者最可能的诊断是什么?

◆诊断依据是什么?

◆与何种疾病鉴别?

◆治疗方案是什么?

参考答案和提示

◆患者最可能的诊断　疱疹样阿弗他溃疡(疱疹样口疮)。

◆诊断依据　依据反复发作、可自愈的病史规律,溃疡数目多而细小、周围黏膜广泛充血红肿、有轻度全身不适的临床体征。

◆鉴别诊断　急性疱疹性龈口炎:婴幼儿多见,急性发作,全身反应较重,损害遍及口腔黏膜各处,包括牙龈、上腭、舌、颊和唇黏膜,可出现成簇的小水疱,水疱破后成为大片浅表溃疡。可伴有皮肤损害。

◆治疗

1. 局部治疗　可用消炎、止痛类药物;局部封闭;理疗。

2. 全身治疗　肾上腺皮质激素及免疫抑制剂;中医中药。

临床思维：复发性阿弗他溃疡

复发性阿弗他溃疡是最常见的口腔黏膜病，其患病率高达20%左右。本病呈周期性复发且有自限性，为孤立、圆形或椭圆形的浅表性溃疡。

【临床表现】

1. 轻型阿弗他溃疡　最常见，每次1~5个溃疡孤立散在，好发于角化程度较差的区域。溃疡中央凹陷，基底不硬，外周有充血红晕带，表面有浅黄色假膜，灼痛感明显。有自限性，间歇期长短不一。

2. 重型阿弗他溃疡　溃疡大而深，“似弹坑”，周边红肿隆起，基底较硬，边缘整齐。溃疡常单个发生，或周围有数个小溃疡。有自限性。溃疡疼痛较重，愈后可留瘢痕。

3. 疱疹样阿弗他溃疡　溃疡小而多，散在分布于黏膜的任何部位，黏膜充血发红，疼痛较重，伴有全身不适。可自愈，不留瘢痕。

【辅助诊断方法】

对大而深且长期不愈的溃疡，需做活检明确诊断。

【治疗】

1. 局部治疗　以消炎、止痛、防止继发感染、促进愈合为原则。可用消炎、止痛类药物；局部封闭；理疗。

2. 全身治疗　以对因治疗、减少复发、促进愈合为原则。可用肾上腺皮质激素及免疫抑制剂；中医中药。

思　考　题

腺周口疮应与哪些疾病鉴别？

第六节　天　疱　疮

案例 5-13

患者，女，39岁，9个月来口腔黏膜反复起水疱、破溃，此起彼伏，伴有疼痛。检查发现：口腔黏膜广泛云雾状水肿，有多处鲜红糜烂面，周围有灰白色疱膜，撕去疱膜时可同时揭去周围正常黏膜。脱落细胞涂片可见天疱疮细胞（Tzanck 细胞）。查血常规及分类：白细胞 1.4×10^9/L，中性粒细胞0.83。

问题

◆患者最可能的诊断是什么？

◆诊断依据是什么？

◆应与何种疾病鉴别？

◆治疗方案是什么？

参考答案和提示

◆患者最可能的诊断　天疱疮。

◆诊断依据　反复起疱破溃的病史，检查有揭皮试验阳性，脱落细胞涂片可见 Tzanck 细胞。

◆鉴别诊断　类天疱疮：老年人多见，女性多见。口腔内多为剥脱性龈炎样的表现。尼氏征阴性。病理表现：无棘层松解，上皮下疱形成。

◆治疗

1. 支持治疗　给予高蛋白、高维生素饮食，全身衰弱者，须少量多次输血。
2. 肾上腺皮质激素　为首选药物。
3. 免疫抑制剂　与肾上腺皮质激素联用，以减少后者的用量，降低不良反应。
4. 抗生素　治疗并发感染。
5. 局部用药　可减少疼痛，保持口腔卫生，促进口腔创面的愈合。
6. 中医中药。

临床思维：天疱疮

天疱疮是一种严重的慢性皮肤黏膜的自身免疫性疾病，出现不易愈合的大疱性损害。

【分型】

根据皮肤损害特点分为 4 型：寻常型、增殖型、落叶型和红斑型，口腔黏膜损害的寻常型天疱疮最多见且最早出现，具早期诊断的重要意义。多见于 40~60 岁的人群。

【临床表现】

1. 寻常性天疱疮　好发于中老年人，损害可出现在软腭、硬腭、咽旁及其他易受摩擦的任何部位，有 1~2 个或广泛发生的大小不等的水疱。揭皮试验阳性，尼氏征阳性。
2. 增殖型天疱疮　口腔表现与寻常型相同，只是在唇红缘常有显著的增殖。
3. 落叶型天疱疮　口腔黏膜完全正常或微有红肿，若有糜烂常不严重。
4. 红斑型天疱疮　口腔黏膜损害较少见。

【辅助诊断方法】

1. 细胞学检查　检查是否有天疱疮细胞，这类细胞量的多少与病情轻重相关。
2. 活体组织检查　切取病损部位上皮及其下方组织。
3. 免疫组织化学检查。

【治疗】

1. 支持治疗　给予高蛋白、高维生素饮食，全身衰弱者，须少量多次输血。
2. 全身药物治疗　肾上腺皮质激素：为首选药物。免疫抑制剂：与肾上腺皮质激素联用，以减少后者的用量，降低不良反应。抗生素：治疗并发感染。中医中药。
3. 局部用药　可减少疼痛，保持口腔卫生，促进口腔创面的愈合。

思　考　题

1. 天疱疮的临床分型？
2. 天疱疮与黏膜类天疱疮的鉴别？

第七节　口腔白斑病

案例 5-14

患者，男，55 岁，发现左颊黏膜白色斑块 2 个月，临床检查左颊孤立白色斑块，表面棘刺状，未发现其他病损。有吸烟史 30 年。

问题

◆患者最可能的诊断是什么？

◆根据患者的临床表现，辅助检查措施有哪些？

◆影响白斑癌变的因素有什么？

◆治疗方案是什么？

参考答案和提示

◆依据左颊孤立白色斑块，表面棘刺状，未发现其他病损，有吸烟史 30 年，患者最可能的诊断是口腔白斑。

◆辅助检查措施有

1. 脱落细胞检查　可见早期癌变的脱落细胞。
2. 甲苯胺蓝染色　深蓝色的染色部位为可疑的恶变部位，可做组织活检。
3. 组织病理学检查。

◆影响因素有

1. 年龄　年龄越大越易癌变。
2. 性别　女性比男性更易癌变。
3. 吸烟　吸烟者发生癌变率高，非吸烟者发生癌变率低。
4. 部位　发生在口底舌腹舌缘为危险区，更易癌变。
5. 类型　均质型可能性小，颗粒型、溃疡型癌变可能性大。
6. 具有上皮异常增生者，程度越重者越易癌变。
7. 伴有微生物感染的白斑更易癌变。
8. 时间：病变时间较长者易癌变。
9. 症状：有自发痛者易癌变。

◆治疗

1. 去除刺激因素，如戒烟、少吃烫、辛辣食物。
2. 局部用维 A 酸软膏、鱼肝油涂抹。
3. 对白斑治疗过程中有增生、溃疡等改变时，应及时手术切除活检。

临床思维:口腔白斑病

口腔白斑是口腔黏膜上以白色为主的病损,不具有其他确定病损的特征。一些白斑将转化为癌。

【病因】

吸烟人群比不吸烟人群高36倍。喜饮酒、食过烫或酸辣食物、嚼槟榔等与白斑发生有关。白斑患者中白色念珠菌检出率为34%左右,白色念珠菌可能是一个重要致病因素或是其中的一个合并因素。全身因素:包括微量元素、微循环改变、易感的遗传素质等,锰(Mn)、锶(Sr)、钙(Ca)含量与白斑的发病呈负相关。

【临床表现】

白斑好发于颊、舌、唇、口角区、前庭沟、腭及牙龈。颊黏膜咬合线处白斑最多见。患者主观有粗糙感、木涩感、味觉减退,局部发硬,可有自发痛及刺激痛。口腔黏膜上出现白色或灰白色斑块,平或高出黏膜表面,不粗糙或粗糙。可分为均质型和非均质型两大类,前者如斑块状、皱纹纸状;非均质型包括颗粒状、疣状及溃疡状。

【辅助诊断方法】

脱落细胞检查:可见早期癌变的脱落细胞。甲苯胺蓝染色:深蓝色的染色部位为可疑的恶变部位,可做组织活检。组织病理学检查。

【治疗】

去除刺激因素,如戒烟、少吃烫、辛辣食物。局部用维A酸软膏、鱼肝油涂抹。对白斑治疗过程中有增生、溃疡等改变时,应及时手术切除活检。

思 考 题

1. 白斑的临床分类?
2. 引起白斑癌变的因素?

第八节 口腔扁平苔藓

案例 5-15

患者,女,45岁,曾因家中被盗而着急上火,自觉右颊黏膜粗糙感1个月,有时伴刺激痛。临床检查见双颊黏膜有白色网状条纹,右颊有黏膜充血。

问题

◆患者最可能的诊断是什么?

◆诊断依据是什么?

◆与何种疾病鉴别?

◆治疗方案是什么?

参考答案和提示

◆患者最可能的诊断　口腔扁平苔藓。

◆诊断依据是中年女性，有情绪波动史，临床检查见白色网状条纹、左右对称典型病损特征。

◆鉴别诊断

1. 白斑　舌背部的病损难鉴别。舌白斑为白色或白垩状斑块，粗糙稍硬，有时有沟纹。病理检查对鉴别有重要意义。

2. 天疱疮　扁平苔藓表现为糜烂、溃疡或疱时，缺少明显的白色条纹，易与天疱疮相混淆。天疱疮临床检查可见尼氏征阳性，镜下可见棘细胞层松解，上皮内疱形成，脱落细胞检查可见天疱疮细胞。免疫荧光检查上皮棘细胞周围有 IgG 为主的免疫球蛋白沉积，呈网格状翠绿色荧光。

◆治疗

1. 了解全身情况，调整心理状态。
2. 局部治疗　局部应用肾上腺皮质激素软膏；去除局部牙石。
3. 全身治疗　用昆明山海棠等。
4. 中医中药治疗。

临床思维：口腔扁平苔藓

扁平苔藓是一种伴有慢性浅表性炎症的皮肤、黏膜角化异常性疾病。口腔病损称为口腔扁平苔藓。口腔扁平苔藓是多见病，该病好发于中年人，女性多于男性。

【病因】

病因不明，与精神因素、内分泌因素、免疫因素、感染因素等有关。

【临床表现】

可发生在口腔黏膜的任何部位，大多左右对称，病损一般为针头大小的白色小丘疹，组成各种花纹，以白色条纹、白色斑块为主，有网状、树枝状、环状或半环状，黏膜可发生红斑、充血、糜烂、溃疡、萎缩和水疱等。

【皮肤病损】

扁平丘疹微高出皮肤表面，粟粒至绿豆大，多角形，边界清楚，可见 Wickham 纹。

【指(趾)甲病损】

甲部增厚或变薄。

【治疗】

1. 了解全身情况，调整心理状态。
2. 局部治疗　局部应用肾上腺皮质激素软膏；去除局部牙石。
3. 全身治疗　用昆明山海棠等。
4. 中医中药治疗。

思 考 题

1. 扁平苔藓的临床分型?
2. 扁平苔藓的诊断与鉴别诊断?

复 习 题

一、名词解释

白斑

二、填空题

1. ________和________是口腔黏膜常见的白色病变。
2. 天疱疮是一种严重的慢性皮肤黏膜的________疾病。
3. 复发性阿弗他溃疡因具有明显的________,故冠之希腊文"阿弗他"。

三、单项选择题

1. 引起口腔单纯疱疹的主要病原体为(　　)
   A. 金黄色葡萄球菌　B. Ⅰ型单纯疱疹病毒　C. 白色念珠菌
   D. 柯萨奇病毒 A_4　E. 变形链球菌
2. 疱疹性龈口炎多见于(　　)
   A. 6个月~3岁婴幼儿　B. 学龄前儿童　C. 中年人
   D. 青少年　E. 老年人
3. 口腔念珠菌病常发生于以下情况,除外(　　)
   A. 长期精神紧张　B. 长期使用免疫抑制剂　C. 患有慢性消耗性疾病
   D. 长期使用广谱抗生素　E. 白色念珠菌本身毒力增强
4. 下列哪类人群更易患口腔念珠菌病(　　)
   A. 患有胃肠道疾病　B. 更年期妇女　C. 嗜酒、嗜烟者
   D. 长期应用抗生素者　E. 以上全是
5. 临床怀疑口腔念珠菌病感染时,首先选用的辅助诊断技术为(　　)
   A. 唾液及血清念珠菌抗体测定
   B. 唾液培养
   C. 血清铁及维生素 B_{12}测定
   D. 直接涂片镜检
   E. 活体组织检查
6. 口腔念珠菌病根据临床表现可分为(　　)
   A. 假膜型、红斑型、增生型　B. 假膜型、溃疡型、增殖型　C. 充血型、增生型、溃疡型
   D. 充血型、溃疡型、萎缩型　E. 萎缩型、坏死型、假膜型
7. 口腔念珠菌病最常出现的临床症状为(　　)
   A. 口干、烧灼感、刺激感　B. 口苦、口黏、麻木感　C. 涩感、粗糙感

D. 麻木不适、味觉减退　E. 口干、异物感

8. 急性疱疹性龈口炎多发生于(　　)

A. 舌腹、口底黏膜　B. 唇、颊黏膜　C. 牙龈、硬腭黏膜

D. 口底、软腭黏膜　E. 唇、舌黏膜

9. 复发性口腔溃疡治疗措施中哪项效果最佳(　　)

A. 口腔局部消炎、止痛、促进愈合

B. 手术切除

C. 注射转移因子或口服左旋咪唑

D. 尽可能找出与发病有关的全身和局部因素,加以治疗

E. 补充营养

10. 可鉴别疱疹样口疮与疱疹性口炎的一项是(　　)

A. 针刺反应　B. 有无皮损　C. 疼痛程度

D. 病损大小　E. 预后

11. 复发性口腔溃疡的病程一般为(　　)

A. 2~3 天　B. 7~14 天　C. 1 个月

D. 数个月　E. 长期不愈

12. 复发性口腔溃疡很少见于(　　)

A. 唇红　B. 颊黏膜　C. 舌缘

D. 硬腭　E. 移行沟

13. 复发性口腔溃疡的确切病因是(　　)

A. 细菌感染　B. 遗传因素　C. 病毒感染

D. 营养障碍　E. 尚不清楚

14. 下列哪项不是复发性口腔溃疡的临床特征(　　)

A. 好发于中青年

B. 反复发作的溃疡,为圆形或椭圆形,表面有黄色假膜、周围红晕

C. 多见于唇、颊、舌等非角化黏膜

D. 为密集分布的针头大小的小水疱

E. 病程 7~14 天,有自限性

15. 复发性口腔溃疡在临床上可分为(　　)

A. 充血型、溃疡型、坏死型　B. 轻型、疱疹型和重型　C. 轻型、疱疹型和坏死型

D. 普通型、特殊型　E. 轻型、口炎型、白塞病

16. 天疱疮属于(　　)

A. 过敏性疾病　B. 自身免疫病　C. 免疫缺陷病

D. 感染性疾病　E. 传染性疾病

17. 天疱疮的病理特点是出现(　　)

A. 上皮下疱　B. 上皮角栓　C. 基底细胞液化变性

D. 结缔组织炎症细胞浸润　E. 上皮内疱

18. Tzanck 细胞又名(　　)
A. 胶样小体　B. 颗粒细胞　C. 诊断细胞
D. 天疱疮细胞　E. 角化细胞
19. 天疱疮的治疗特点是(　　)
A. 必须用激素控制　B. 必须用抗生素控制　C. 不必用激素控制
D. 不必用抗生素控制　E. 以中医中药治疗为主
20. 天疱疮的激素治疗特点是(　　)
A. 停药后病情不复发　B. 口腔局部含化即奏效
C. 分为起始、控制、维持等阶段　D. 可以被中药代替
E. 急上急下
21. 关于白斑的发病因素下列哪项说法是正确的(　　)
A. 咀嚼槟榔可导致白斑　B. 菌斑刺激可导致白斑
C. 戒烟可导致白斑　D. 白斑有家族遗传倾向
E. 免疫低下可造成白斑
22. 关于白斑的发病因素下列哪项说法是错误的(　　)
A. 吸烟者更易患白斑　B. 高血压患者易患白斑
C. 梅毒患者易患白斑　D. 男性白斑患者多见
E. 由于机械摩擦因素引起的白色角化病损不属于白斑
23. 关于白斑的临床分型下列哪项说法是错误的(　　)
A. 分为均质型和非均质型　B. 非均质型又分为疣状型、颗粒型和溃疡型
C. 均质型表现为均质斑块或表面有皱褶　D. 疣状型属于非均质型
E. 非均质型包括疣状型、颗粒型和萎缩型
24. 关于白斑的临床表现下列哪项说法是错误的(　　)
A. 颗粒型白斑发生在发红的黏膜上　B. 白斑有时伴白色念珠菌感染
C. 口底和舌腹部的白斑常为皱褶状　D. 疣状白斑不恶变
E. 颗粒型白斑有可能恶变
25. 白斑的诊断(　　)
A. 必须有病理检查证实　B. 可根据血液化验获得
C. 可根据家族病史确认　D. 可根据临床检查做出
E. 必须由直接免疫荧光检查做出
26. 下列哪项与扁平苔藓的发病无关(　　)
A. 使用药物　B. 精神情绪因素　C. 创伤因素
D. 免疫异常　E. 遗传因素
27. 下列哪项不是扁平苔藓的口腔表现(　　)
A. 糜烂　B. 水疱　C. 丘疹
D. 斑块　E. 皲裂
28. 下列哪项不是扁平苔藓的发病部位(　　)
A. 头皮　B. 生殖器　C. 指甲

D. 眼结膜　E. 口腔黏膜

29. 下列哪项不是扁平苔藓的发病特点(　　)

A. 女性多发　B. 中年多发　C. 皮损有 Wickham 纹

D. 口腔病损不具对称性　E. 口腔病损多部位发生

30. 对扁平苔藓做出诊断时,应参考以下因素,除外(　　)

A. 眼结膜充血　B. 组织病理检查结果　C. 皮损有 Wickham 纹

D. 免疫病理检查结果　E. 口腔病损有对称性

四、简答题

1. 复发性阿弗他溃疡何型最多见？其溃疡形态有何特点？

2. 以轻型复发性阿弗他溃疡为例,试述口腔溃疡处理的一般原则、常用药物和治疗方法。

3. 口腔白斑的临床分型、病理及治疗原则。

复习题参考答案

一、名词解释

白斑:口腔黏膜上以白色为主的病损,不具有其他确定病损的特征。一些白斑可能会转化为癌。

二、填空题

1. 白斑;扁平苔藓

2. 自身免疫性

3. 灼痛感

三、单项选择题

1. B　2. A　3. D　4. D　5. D　6. A　7. A　8. C　9. D　10. B　11. B　12. D　13. E　14. D　15. B　16. B　17. E　18. D　19. A　20. C　21. A　22. B　23. E　24. D　25. A　26. C　27. E　28. D　29. D　30. A

四、简答题

略

第九节　牙周和口腔黏膜疾病诊疗常规

一、口腔单纯疱疹

(一) 病史采集

1. 原发性 6 岁以下儿童多见,急性发作,全身反应重,口腔黏膜出现成簇小水疱。

2. 复发性多见于成人,全身反应轻,口角、唇及皮肤出现成簇小水疱。

(二) 检查

成簇小水疱有无破裂、糜烂、结痂。

(三) 辅助检查

1. 涂片查找嗜酸性包涵体,电镜检查受损细胞中是否含有不成熟的病毒颗粒。
2. 通过抗原抗体检测进行免疫学检查。
3. 病毒的分离鉴定。
4. 基因诊断。

(四) 诊断

根据患者病史、临床症状特点,结合实验室检查可诊断。

(五) 鉴别诊断

1. 三叉神经带状疱疹。
2. 手-足-口病。
3. 疱疹性咽峡炎。

(六) 治疗原则

1. 抗病毒药物治疗　可用阿昔洛韦、利巴韦林、干扰素和聚肌胞等。
2. 免疫调节剂的使用　胸腺肽、转移因子、左旋咪唑等。
3. 口腔局部用药　黏膜用药,常使用的制剂有溶液、糊剂、散剂及含片。
4. 物理疗法　复发感染可用氦氖激光治疗。
5. 对症及支持疗法　卧床休息,抗感染、镇痛治疗。
6. 中医中药治疗。

二、口腔念珠菌病

(一) 病史采集

可发生于任何年龄的人,急性假膜型以新生婴儿最多见。是否长期使用抗生素;是否带义齿。

(二) 检查

口腔黏膜白色斑片,黏膜充血,舌乳头萎缩。

(三) 辅助检查

实验室检查包括涂片检查病原菌、分离培养、免疫学和生化检查、组织病理学检查和基因诊断。

（四）诊断

根据患者病史、临床症状特点，结合实验室检查可诊断。

（五）治疗原则

局部药物治疗；全身抗真菌药物治疗；增强机体免疫力；对于癌前病损，应考虑手术切除。

三、复发性阿弗他溃疡

（一）病史采集

病因复杂，个体差异大，详细询问发病因素，有否复发性、自限性。

（二）检查

口腔黏膜溃疡发生部位、大小、数目、形态。

（三）辅助检查

对大而深且长期不愈的溃疡，需做活检明确诊断。

（四）诊断

根据患者复发性及自限性的病史规律、临床症状特点可诊断。

（五）鉴别诊断

1. 结核性溃疡。
2. 癌性溃疡。
3. 创伤性溃疡。
4. 急性疱疹性龈口炎。

（六）治疗原则

1. 局部治疗　以消炎、止痛、防止继发感染、促进愈合为原则。可用消炎、止痛类药物；局部封闭；理疗。

2. 全身治疗　以对因治疗、减少复发、促进愈合为原则。可用肾上腺皮质激素及免疫抑制剂；中医中药。

四、天　疱　疮

（一）病史采集

病因不明，个体差异大，详细询问发病因素。

（二）检查

口腔黏膜病损发生部位、大小、数目，揭皮试验、尼氏征试验。

（三）辅助检查

1. 细胞学检查　检查是否有天疱疮细胞，这类细胞量的多少与病情轻重相关。
2. 活体组织检查　切取病损部位上皮及其下方组织。免疫组织化学检查。

（四）诊断

根据临床损害特征及实验室检查可诊断。

（五）鉴别诊断

黏膜类天疱疮。

（六）治疗原则

1. 支持治疗　给予高蛋白、高维生素饮食，全身衰弱者，须少量多次输血。
2. 全身药物治疗　肾上腺皮质激素：为首选药物。免疫抑制剂：与肾上腺皮质激素联用，以减少后者的用量，降低不良反应。抗生素：治疗并发感染。中医中药。
3. 局部用药　可减少疼痛，保持口腔卫生，促进口腔创面的愈合。

五、口腔白斑病

（一）病史采集

详细询问吸烟史，有否其他嗜好，是否有念珠菌的感染。

（二）检查

口腔黏膜病损发生部位、大小，病损的特征。

（三）辅助检查

1. 脱落细胞检查　可见早期癌变的脱落细胞。
2. 甲苯胺蓝染色　深蓝色的染色部位为可疑的恶变部位，可做组织活检。
3. 组织病理学检查。

（四）诊断

根据临床损害特征、病理检查及实验室检查可诊断。

（五）治疗原则

1. 去除刺激因素，如戒烟，少吃烫、辛辣食物。

2. 局部用维 A 酸软膏、鱼肝油涂抹。
3. 对白斑治疗过程中有增生、溃疡等改变时，应及时手术切除并进行活检。

六、口腔扁平苔藓

（一）病史采集

详细询问病史，是否有精神创伤史，是否有感染因素。

（二）检查

口腔黏膜病损发生部位，病损的特征，是否对称，是否有皮损。

（三）辅助检查

组织病理学检查确诊。

（四）诊断

根据临床损害特征诊断，必要时可进行活检。

（五）鉴别诊断

1. 白斑。
2. 天疱疮。

（六）治疗原则

1. 了解全身情况，调整心理状态。
2. 局部治疗　局部应用肾上腺皮质激素软膏；去除局部牙石。
3. 全身治疗　用昆明山海棠等。
4. 中医中药治疗。

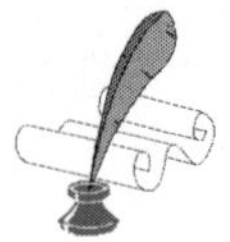

第六章　口腔局部麻醉

案例 6-1

患者，男，35 岁，在注射麻醉药后即出现头晕、胸闷、面色苍白、全身冷汗、四肢发冷无力，脉快而弱、呼吸困难。

问题

◆试分析该患者诊断什么？

◆诊断依据是什么？

◆试述该病的防治原则？

参考答案和提示

◆诊断　晕厥。

◆诊断依据

1. 药物注射史。

2. 典型症状　头晕、胸闷、面色苍白、全身冷汗、四肢发冷无力，脉快而弱、呼吸困难。

◆防治原则

1. 做好术前检查及思想工作，消除紧张情绪，避免在空腹时进行手术。

2. 如果发生晕厥，应立即停止注射，迅速放平座椅，置患者于头低位；松解衣领，保持呼吸道通畅，乙醇或氨水刺激呼吸；针刺人中穴；氧气吸入和静脉注射高渗葡萄糖。

案例 6-2

患者，女，62 岁。全口残根残冠，需要拔除。医生计划分次分批拔除，并从左侧上颌后牙开始拔除。医生分别注射上颌结节和腭前神经阻滞麻醉后开始拔除左上颌第一磨牙。拔牙过程中患者感觉到明显的疼痛，医生补充注射麻醉剂后患者无明显疼痛，拔牙顺利但术区左面颊部明显肿胀。

问题

◆你认为下列哪种意见更符合术区肿胀的实际(　　)

A. 拔牙后感染　　B. 麻醉中刺破翼静脉丛，引起深部血肿

C. 拔牙创出血　　D. 局部水肿

◆诊断依据？

◆如何处理？

参考答案和提示

◆B　麻醉中采用刺破翼静脉丛，引起深部血肿。

◆诊断依据

1. 女性患者,62 岁。
2. 术中疼痛致重复上颌结节组织麻醉。
3. 拔牙顺利,术中创伤小。
4. 上颌结节阻滞麻醉的常见并发症是血肿。

◆处理意见

1. 24 小时内冷敷,然后热敷。
2. 局部加压。
3. 必要时给予止血药物。

案例 6-3

患者,女,30 岁,无全身系统性疾病,因"右下颌第一磨牙残根"前来门诊要求拔除。口腔内局部情况可,无明显拔牙禁忌证。

问题

◆列出拔除该牙所需麻醉的神经有哪些?

◆采用的麻醉方法是什么?

◆麻醉中可能出现的问题是什么?

参考答案和提示

◆拔除下颌第一磨牙所需麻醉的神经包括　下牙槽神经、颊长神经、舌神经。

◆麻醉方法　阻滞麻醉(下牙槽神经阻滞麻醉,舌神经阻滞麻醉,颊长神经阻滞麻醉)。可在阻滞下牙槽神经时一并麻醉舌神经与颊长神经。

◆麻醉中可能出现的问题包括　晕厥、中毒、过敏、感染、下唇麻木、暂时性面瘫。

临床思维:局部麻醉常见并发症之一——晕厥

【病因】

晕厥是由于一过性中枢缺血导致突发性暂时性的意识丧失。一般可由患者精神紧张、恐惧、疲劳、饥饿、体质差及疼痛等因素诱发。

【临床表现】

发作的前驱症状是患者感到头晕、胸闷、恶心等。临床检查可见早期脉搏缓慢,继而脉搏快而弱。进一步发展可出现血压下降、呼吸困难以及短暂的意识丧失。

【诊断要点】

本病诊断主要依据病史、临床症状及生命体征综合判断。

【晕厥诊断要点】

诱发因素:紧张、恐惧、饥饿、疼痛等。

【典型症状】

面色苍白、全身冷汗、呼吸短促、意识丧失等。

【生命征】

血压下降;脉搏缓慢继而快且弱。

【鉴别诊断】

晕厥需与麻醉剂中毒、麻醉剂过敏相鉴别,同时还须与肾上腺素反应相鉴别,其鉴别如下:

1. 麻醉剂中毒

(1) 麻醉剂过量或直接注射入血管内所致。

(2) 临床表现:兴奋型和抑制型。

2. 麻醉剂过敏

(1) 麻醉剂用量正常。

(2) 大都有过敏病史。

(3) 即刻反应:烦躁不安、恶心呕吐、惊厥、神志不清、昏迷,甚至呼吸心跳停止而死亡。

(4) 延迟反应:血管神经性水肿、药疹。

(5) 抗过敏治疗有效。

3. 肾上腺素反应

(1) 肾上腺素进入血液中的量过大所致。

(2) 症状包括:头痛、头昏、口唇苍白、血压升高、脉搏快而有力。

【治疗】

1. 做好术前检查及思想工作,消除紧张情绪,避免在空腹时进行手术。
2. 如果发生晕厥,应立即停止注射。
3. 迅速放平座椅,置患者于头低位。
4. 松解衣领,保持呼吸道通畅。
5. 乙醇或氨水刺激呼吸。
6. 针刺人中穴。
7. 氧气吸入。
8. 静脉注射高渗葡萄糖。

复 习 题

一、单项选择题

1. 临床上注射局部麻醉药后,最易出现局部血肿的是( )

A. 上牙槽后神经　　B. 颊神经　　C. 下牙槽神经

D. 眶下神经　　E. 鼻腭神经

2. 局部麻醉是最常见的并发症是( )

A. 过敏　　B. 中毒　　C. 晕厥

D. 感染　　E. 神经损伤

3. 成人单侧唇裂修复手术应选择的麻醉(　　)
   A. 局部浸润麻醉　　B. 全身麻醉　　C. 基础麻醉+局部麻醉
   D. 双侧眶下神经阻滞麻醉　　E. 鼻腭神经阻滞麻醉
4. 为了减少手术创面出血,往往在局部麻醉剂中加入一定浓度的(　　)
   A. 止血药如酚黄乙胺　　B. 去甲肾上腺素　　C. 肾上腺素
   D. 异丙肾上腺素　　E. 止血药如卡巴克络
5. 拔除松动牙应采用(　　)
   A. 阻滞麻醉　　B. 表面麻醉　　C. 冷冻麻醉
   D. 全身麻醉　　E. 浸润麻醉
6. 腭前神经阻滞麻醉容易发生(　　)
   A. 血肿　　B. 麻醉失败　　C. 恶心
   D. 注射区疼痛　　E. 针头折断
7. 局部麻醉药在炎症组织中(　　)
   A. 作用增强　　B. 作用减弱　　C. 容易被灭活
   D. 作用不受影响　　E. 作用无改变
8. 一般而言,利多卡因局部注射一次最大用量为(　　)
   A. 400~800mg　　B. 300~400mg　　C. 200~300mg
   D. 800~1000mg　　E. 400~600mg

二、简答题

1. 如何区分局部麻醉药中毒与肾上腺素反应?
2. 列举局部麻醉的常见并发症。
3. 列举口腔局部麻醉的方法。

复习题参考答案

一、单项选择题

1. A　2. C　3. D　4. C　5. B　6. C　7. B　8. E

二、简答题

1. 答题要点:区别局部麻醉药中毒与肾上腺素反应的要点包括以下几个方面
   (1) 局部麻醉药中毒为单位时间内药量过大或直接注入血管而致。
   (2) 中毒反应包括兴奋型或抑制型两种。
   (3) 兴奋型的症状包括:烦躁、多语、恶心呕吐、多汗、血压升高,严重者可全身抽搐,缺氧发绀。
   (4) 抑制型症状包括:脉搏细弱、血压下降,严重者神志不清、呼吸心跳停止。
   (5) 肾上腺素反应的症状包括:头痛、头昏、口唇苍白、血压升高、脉搏快而有力。
2. 答题要点:局部麻醉的常见并发症包括:晕厥、中毒、过敏、血肿、感染、神经损伤、注射针折断、暂时性面瘫等。
3. 答题要点:口腔局部麻醉的方法包括:表面麻醉、浸润麻醉、组织麻醉、冷冻麻醉。

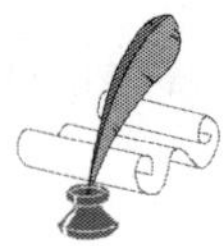

第七章　牙拔除术

案例 7-1

患者,男,30 岁,右下颌第三磨牙近中中位阻生,第二磨牙远中探诊可疑龋坏,反复发生冠周炎,现无明显症状,要求拔除。

问题

◆拔牙前应做哪些检查?

◆用劈开法拔牙,因牙冠龋坏未成功,且患牙出现松动,应如何处理?

◆拔除阻生齿后 3 天,拔牙窝出现持续性疼痛并向耳颞区放射,检查见拔牙窝空虚,此时的诊断是什么?

参考答案和提示

◆拔牙前检查　了解有无禁忌证;牙体牙周情况;与邻牙的关系;X 线检查:了解患牙与邻牙和下颌管的关系;阻力分析。

◆若阻力解除　牙梃挺出法;若阻力未解除则实施涡轮机截冠。

◆诊断　干槽症;治疗:彻底清创,隔离外界刺激,促进肉芽组织生长。

案例 7-2

患者,女,45 岁。拔除上颌第一磨牙腭侧断根时,牙根阻力突然消失,拔牙窝空虚,捏鼻鼓气时拔牙窝无气体溢出。

问题

◆你认为下列哪种意见更符合实际(　　)

A. 牙根进入腭部黏膜下

B. 牙根进入鼻腔黏膜下

C. 牙根进入上颌窦

D. 牙根进入上颌窦黏膜下

E. 牙根进入颊侧黏膜下

◆诊断依据?

◆如何处理?

参考答案和提示

◆D　牙根进入上颌窦黏膜下。

◆诊断依据

1. 上颌第一磨牙腭侧根距离上颌窦最近。

2. 拔牙中阻力突然消失。

3. 牙槽窝空虚。

4. 捏鼻鼓气无气体溢出。

◆处理意见

1. 拍片确定牙根位置。

2. 扩大拔牙窝,必要时去骨。

3. 确定牙根位置,将嵌顿牙根挺出。

4. 避免损伤上颌窦黏膜。

案例 7-3

患者,男,30 岁,右下颌第三磨牙阻生。拍片示:第三磨牙位于下颌支前缘与第二磨牙远中面之间;牙的最高部低于牙合平面,但高于第二磨牙颈部;舌向位。远中有少许龈瓣覆盖。

问题

◆下颌第三磨牙阻生的类型?

◆阻力来源?

◆拔除的最佳方案?

参考答案和提示

◆阻生类型　Ⅰ类、中位、舌向阻生。

◆阻力来源　软组织来源。

◆最佳拔除方案　冲击法。

临床思维:拔牙后并发症——干槽症

干槽症是拔牙后急性感染的另一种类型,以下颌后牙多见,特别是下颌阻生第三磨牙拔除术后。主要表现为牙槽窝骨壁的骨炎或轻微的局限性骨髓炎。最初为凝血块分解脱落,以致骨壁暴露并发生多处小坏死灶。周围的骨髓腔内有典型的轻度急性或亚急性骨髓炎。干槽症的病因学为非单一因素,包括感染、创伤、全身因素及纤维蛋白溶解等。

【诊断要点】

本病诊断主要依据病史、发病时间及临床症状。发病时间:拔牙后 2~3 天。剧烈疼痛,可向耳颞部放射。拔牙窝空虚;恶臭;张口受限;局部牙龈红肿,压痛;局部淋巴结肿大。

【鉴别诊断】

干槽症需与牙髓炎、第三磨牙冠周炎相鉴别,其鉴别如下:

1. 牙髓炎

(1) 无拔牙病史。

(2) 可找到病灶牙。

(3) 疼痛不能定位。

(4) 无局部红肿、压痛、淋巴结肿大。

(5) 牙髓活力测:敏感。

2. 第三磨牙冠周炎

(1) 无拔牙史。

(2) 阻生第三磨牙存在。

(3) 盲袋形成。

(4) 智齿周围牙龈红肿、压痛、溢脓。

【治疗思路】

局部治疗为主,全身治疗为辅。

1. 彻底清创。
2. 隔绝外界刺激。
3. 促进肉芽组织生长。
4. 抗生素的使用。
5. 保持口腔卫生。

复　习　题

一、单项选择题

1. 下列哪种情况是绝对拔牙禁忌证(　　)

A. 血友病　B. 高血压　C. 急性白血病

D. 冠心病　E. 糖尿病

2. 拔牙中最常见的并发症是(　　)

A. 出血　B. 断根　C. 损伤邻牙

D. 牙龈撕裂　E. 下颌骨骨折

3. 拔牙 3~5 天后出现的出血,常见原因是(　　)

A. 软组织撕裂　B. 伤口感染　C. 牙槽内血管破裂

D. 血块脱落　E. 以上都不是

4. 拔牙过程中可以使用旋转力的牙齿是(　　)

A. 上颌前磨牙　B. 上颌第二磨牙　C. 下颌中切牙

D. 下颌第三磨牙　E. 下颌前磨牙

5. 需劈冠解除阻力的阻生齿类型是(　　)

A. 近中阻生　B. 垂直阻生　C. 远中阻生

D. 颊向阻生　E. 舌向阻生

6. 牙槽窝内血块机化的时间是拔牙后(　　)

A. 30 分钟　B. 2 小时　C. 24 小时

D. 3~4 天　E. 1 个月

7. 阻生牙拔除时的阻力不包括(　　)

A. 邻牙　B. 软组织阻力　C. 根部骨阻力

D. 冠部骨阻力　　E. 对殆牙阻力

8. 关于分离牙龈,正确的是(　　)
   A. 可减少拔牙时软组织阻力　　B. 应分离至釉牙骨质界
   C. 乳牙拔除时不需分离牙龈　　D. 目的是避免牙钳夹伤牙龈
   E. 正畸减数拔牙时不需分离牙龈

二、简答题

1. 简述拔牙中发生牙或牙根折断的原因。
2. 简述拔牙的适应证。
3. 试述拔牙创愈合的过程。

复习题参考答案

一、单项选择题

1. C　2. B　3. D　4. E　5. A　6. C　7. E　8. D

二、简答题

1. 答题要点:龋坏严重;治疗后牙齿脆性大;牙根尖弯曲;牙根分叉大或根肥大;牙根与牙槽骨粘连等。此外,术者经验不足、器械选择使用不当及操作不当也与断根有关。
2. 答题要点:严重龋坏,牙冠不能修复者;晚期牙周病;严重根尖病变;多生牙、错位牙、埋伏牙;滞留乳牙;阻生齿;牙外伤无法修复者;正畸需要;肿瘤区域内牙齿;病灶牙等。
3. 答题要点:15 分钟可形成血凝块;24 小时发生血凝块机化;3~4 天可见上皮细胞增殖,1 周后覆盖创面;1 周后肉芽组织增生,新骨开始形成; 4 周后新骨充满牙槽窝;3 个月后新骨完全形成并改建。

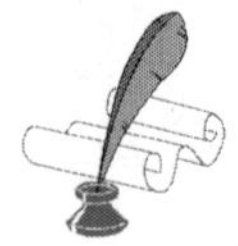

第八章 口腔颌面部感染

一、第三磨牙冠周炎

案例 8-1

患者,女,22 岁,4 天前因劳累出现左下颌后牙龈胀痛,进食吞咽时加重,昨日起出现局部自发性跳痛,面部肿胀,张口受限,伴发热。检查:左侧颊部肿胀,局部皮温增高,压痛明显,局限于咬肌前缘处,并及凹陷性水肿;张口度约 2 指,左下颌第三磨牙近中低位阻生,牙龈瓣覆盖其上,充血肿胀,并见糜烂,挤压局部少量脓液溢出,同侧第一磨牙前庭沟丰满充血,压痛存在,第一磨牙叩诊阴性,无松动,无龋坏,未及牙周袋。

问题

◆该患者最初病变可能是什么?

◆该患者第一磨牙颊侧前庭沟处肿胀原因是什么?

◆该患者左侧颊部肿胀原因最有可能是什么?

◆左侧第一磨牙前庭沟肿胀的处理方法应该是什么?

◆该患者待急性炎症控制后的治疗应该是什么?

参考答案和提示

◆左侧下颌第三磨牙冠周炎。

◆左侧下颌第三磨牙冠周脓肿扩散引起。

◆颊间隙感染。

◆口腔内前庭沟肿胀处切开引流。

◆拔除左侧下颌第三磨牙。

案例 8-2

患者,男,22 岁,因右侧后牙隐痛不适 4 天,右侧面部肿胀 2 天求诊。检查:右侧下颌角处肿胀明显,局部压痛,皮温升高,波动感不明显,牙关紧闭,口内右下颌第三磨牙初萌牙尖,牙冠大部分被牙龈覆盖,龈瓣充血水肿,龈瓣下有脓液溢出。

问题

◆给出该患者最有可能的诊断?

◆该疾病急性期及慢性期的治疗原则分别是什么?

◆如果该患者已经有脓肿形成,切开引流的切口部位在哪里?

参考答案和提示

◆右下颌第三磨牙冠周炎继发咬肌间隙感染。

◆急性期　全身抗感染治疗,局部冲洗上药;慢性期:拔除患牙或行龈瓣切除术。

◆口腔外切口　下颌下缘下 1~2cm,绕下颌角弧形皮肤切口。

临床思维:第三磨牙冠周炎

【概念】

其概念指第三磨牙(智齿)或阻生时,牙冠周围软组织发生的炎症。

【好发年龄】

18~30 岁。

【病因】

1. 人类咀嚼器官的退化使颌骨长度与牙列长度不协调。
2. 第三磨牙最晚萌出。
3. 牙齿萌出过程中有龈瓣覆盖,形成盲袋。
4. 龈瓣容易损伤。

【临床表现】

咀嚼、吞咽疼痛,张口受限,盲袋溢脓,全身乏力、发热等中毒表现。

【扩散途径】

1. 向磨牙后区扩散形成骨膜下脓肿,穿破咬肌前缘及颊肌后缘皮肤,发生面颊瘘。
2. 脓肿沿外斜线向前于下颌第一磨牙颊侧黏膜穿破形成牙龈瘘。
3. 沿下颌支外侧或内侧向后扩散可分别引起咬肌间隙、翼下颌间隙、颊间隙、颌下间隙、口底间隙、咽旁间隙感染或扁桃体周围脓肿。

【治疗原则】

急性期局部冲洗上药;慢性期病灶牙拔除术或龈瓣切除术。

二、眶下间隙感染

案例 8-3

患者,男,55 岁,因“右侧上颌前牙疼痛不适 3 天,右侧眼下、鼻侧肿胀 1 天”就诊。检查:患者右侧上颌尖牙远中深龋,探痛阴性,叩痛(++),松动阴性,前庭沟肿胀变浅,同侧鼻侧、眶下区肿胀明显,局部皮温增高,压痛及波动感存在,眼裂变小,体温 40℃,食欲下降,精神委靡。

问题

◆给出该患者的诊断是什么?

◆最为可能的直接病因是什么?

◆该患者此时最为适当的治疗方案是什么,外科治疗的手术切口部位在何处?

◆该患者感染扩散可能引起的严重并发症是什么?

参考答案和提示

◆右侧眶下间隙感染。

◆右上颌尖牙根尖周病。

◆局部切开引流,配合全身抗感染治疗;切开部位:右上颌磨牙区前庭沟黏膜转折处。

◆海绵窦血栓性静脉炎。

案例 8-4

患者,女,35 岁,因"左侧上颌前牙疼痛不适 3 天伴右侧眼下、上唇肿胀 1 天"就诊。检查:患者左侧上颌侧切牙近中深龋,探痛阴性,叩痛(++),松动阴性,前庭沟肿胀变浅,同侧鼻侧、眶下区肿胀明显,局部皮温增高,压痛及波动感存在,眼裂变小,体温 38℃,食欲下降,精神委靡。

问题

◆给出该患者的诊断是什么?

◆该患者此时最为适当的治疗方案是什么?

参考答案和提示

◆左侧眶下间隙感染。

◆局部切开引流,配合全身抗感染治疗,急性期控制后行侧切牙根管治疗术。

临床思维:眶下间隙感染

【解剖位置】

眶下间隙:上界为眶下缘,下界为上颌骨牙槽突,内界鼻侧缘,外侧为颧骨。位于上颌骨前壁以尖齿凹为中心。表面除皮肤、结缔组织外,有上唇方肌、颧肌等。间隙内有眶下神经及血管束。此间隙的肌肉内走行的有内眦静脉及面前静脉。

【病因】

根据此解剖特点,感染可通过静脉血液逆流,把感染扩散到颅内。感染来源多来自上颌尖牙、前磨牙根尖部及鼻部、唇部感染而引起。

【临床表现】

主要的临床表现为眶下区弥散性肿胀,鼻唇沟消失,上、下眼睑水肿致眼不能睁开。炎性水肿常可波及鼻部、颧部及上唇组织。由于脓肿压迫眶下神经,患者可有明显的疼痛。肿胀部位皮肤潮红、压痛明显。全身表现为高热、白细胞增高等症状。感染可向内扩散到眼眶,形成眼眶周围蜂窝织炎。因面前静脉无瓣膜,血液可逆流,有时可使感染向颅内蔓延,引起严重并发症如海绵突起血栓性静脉炎。如感染破坏上颌骨上壁,可并发化脓性上颌骨骨髓炎。

【治疗】

主要用抗生素全身治疗。如果为牙源性感染,则早期可开髓引流;如果脓肿局限,脓肿形成应及早切开引流。一般从口内切开,在口腔前庭,沿单尖牙和前磨牙的龈颊沟肿胀处做横形切口,切开黏膜及黏膜下组织,直达骨面进行分离。急性期后要做病灶牙的处理。

三、咬肌间隙感染

案例 8-5

患者,男,26 岁,右下后牙疼痛 3 天伴右面颊部肿胀 2 天,发热,乏力,食欲降低。查体示:患者张口度 1 横指,右面颊部以耳垂为中心肿胀,局部皮温明显增高,可及凹陷性水肿,口内查体右下颌第三磨牙近中中位阻生,远中覆盖部分牙龈。

问题

◆根据患者体征及临床表现给出患者的诊断。

◆请你给出此患者的治疗方案。

◆如果患者有切开引流指征,切开引流部位应该在何处?

◆请给出口腔颌面部切开引流的指征。

参考答案和提示

◆右下颌第三磨牙冠周炎继发咬肌间隙感染。

◆全身抗感染治疗,如有局部按压痛、凹陷性水肿可行局部切开排脓术。

◆切开引流部位为　同侧下颌角下缘 1.5~2.0cm 左右做 5cm 长弧形切口。

◆切开引流指征

1. 一般牙源性感染 3~4 天,腺源性感染 5~7 天,经抗生素治疗无效者。
2. 局部肿胀、跳痛、压痛明显者。
3. 局部有凹陷性水肿,有波动感,或穿刺有脓者。
4. 腐败坏死性感染,应早期广泛切开引流。
5. 脓肿已穿破,但引流不畅者。

临床思维:咬肌间隙感染

【病因】

咬肌间隙感染,主要为牙源性感染,以下颌第三磨牙冠周炎最为常见,其他下颌磨牙的根尖周炎、骨髓炎、牙周炎均可引起。

【临床表现】

其典型的临床特点是以下颌角为中心的咬肌腮腺部位弥散肿胀。其症状为疼痛,因咬肌的炎性浸润而发生的牙关紧闭张口困难。由于咬肌十分坚实,所以脓肿难以自行破溃,也不易触及波动感。若脓肿不予引流,很容易并发下颌支的边缘性骨髓炎,也易向周围间隙扩散。

【治疗】

早期抗感染治疗,一旦脓肿局限,切开部位应及早从口外切开引流。应沿下颌角下方1.5~2cm与下颌骨下缘平行的切口,切开皮肤、皮下组织、颈阔肌。注意勿损伤面神经下颌缘支及颌外动脉。切开引流时,要探查骨面,如发现骨边缘粗涩感,应考虑已可能并发边缘性颌骨骨髓炎。

四、翼颌间隙感染

案例 8-6

患者,男,46岁,右下后牙疼痛3天伴右面头部疼痛2天,张口不能2天,伴有明显吞咽及不适感,发热,乏力,食欲降低,查体示:患者张口度1横指,右面颊部肿胀不明显,口内查体右下颌第三磨牙近中中位阻生,远中覆盖部分牙龈,颊沟及同侧翼下颌韧带区充血水肿。

问题

◆请给出该患者可能的诊断。

◆请给出患者发生此类疾病的最可能病因。

参考答案和提示

◆翼颌间隙感染。

◆下颌第三磨牙冠周炎。

临床思维:翼颌间隙感染

翼颌间隙感染经外侧可扩散到颊间隙,往后下方可扩散到舌下或颌下间隙;通过翼内肌往内侧可扩散到咽旁间隙;脓液还可往上达颞下及颞间隙,可循血流逆行到颅底。

【病因】

感染原因多见牙源性,常为下颌第三磨牙及下颌磨牙感染引起;有时也可由上颌第三磨牙感染引起;如行下齿槽神经麻醉注射污染时也可引起。

【临床表现】

临床表现为开口受限或出现牙关紧闭,这是由于感染累及翼内肌所致。患者感张口及咀嚼疼。临床检查可见翼下颌皱襞处黏膜水肿。下颌后缘可有压痛。由于此间隙面部可无炎症征象;因而临床上易于误诊,需仔细检查和询问病史。全身表现与一般间隙感染的急性表现相同,但如继发于冠周炎则发病较重。

【治疗】

如不及时治疗,感染向其他间隙扩散,如往上扩散到颞及颞下间隙,可能会产生颅脑感染等严重并发症。初期按一般急性感染处理。如脓肿局限,可做口内或口外切口。口内切口沿翼下颌皱襞外纵行切开黏膜及黏膜下组织,分离颊肌后缘直达间隙。如果张口受限,不能从口内切口,则可按颌下间隙切口,在分离下缘时,要在稍内方切开部分翼内肌,分离翼内肌与下颌支骨面之间,直达脓腔。

五、下颌下间隙感染

案例 8-7

患者,男,46 岁,左下颌后牙持续性疼痛 1 周,颌下区肿胀 3 天,伴明显疼痛,全身乏力、发热、纳差,经抗感染治疗无明显好转,求治。查体示患者左侧颌下区明显肿胀,局部皮温明显增高,可及波动感,压痛明显,局部可查及凹陷性水肿。口腔内查体示患者左侧下颌第一磨牙残根,松动度Ⅰ°,叩痛明显。

问题

◆请问该患者的临床诊断是什么?

◆该患者是否可行切开排脓治疗,如果可行切开排脓部位在哪里?

◆阐述切开排脓的目的。

参考答案和提示

◆左颌下间隙感染。

◆患者已出现局部波动感,肿胀 3 天,可行切开排脓。部位:于下颌下缘 1.5~2.0cm 左右平行切口。

◆切开排脓的目的

1. 使脓液、坏死感染物质迅速排出,减少毒素的吸收。
2. 减轻局部肿胀、疼痛及张力,缓解对呼吸道和咽腔的压迫,避免发生窒息。
3. 防止感染向邻近间隙蔓延,防止向颅内、纵隔和血液扩散,避免严重并发症。
4. 可防止发生边缘性颌骨骨髓炎。

临床思维:下颌下间隙感染

【解剖位置】

颌下间隙感染发生在颌下三角内。上界为下颌骨下缘,前下界为二腹肌前腹,后下界为二腹肌后腹与茎突舌骨肌。在此间隙内有颌下腺、颌下淋巴结,还有面动脉、静脉通过。颌下间隙可与舌下间隙、颏下间隙、咽旁间隙及翼颌面间隙相通。

【病因】

感染可来自下颌磨牙感染、第三磨牙冠周炎及颌下三角区内的淋巴结炎。儿童及青少年多见于后者腺源性感染。另外,化脓性颌下腺炎也易引起颌下间隙感染。

【临床表现】

临床表现为颌下三角处肿胀及充血,且有明显压痛。浸润性肿胀常使下颌下缘轮廓消失。如局部脓肿形成,易查出波动。有的患者还伴有轻度开口困难和吞咽疼痛。全身症状为发热、乏力、白细胞增高等表现。

【治疗】

初期抗感染治疗。如脓肿局限,则于下颌骨下缘1.5~2cm处切开引流。如系淋巴结所致的颌下间隙脓肿,则需分离至腺体内才有脓液流出。

六、口底蜂窝织炎

案例 8-8

患者,男,58岁,右颌下区弥漫性肿胀8天,在当地医院抗感染治疗效果不佳,体温持续38.5℃以上,且呼吸急促。体格检查:体温38.7℃,脉搏110次/分,呼吸24次/分,血压20/14.7kPa(150/110mmHg),心率145次/分,精神疲软,神志清楚,端坐呼吸,肺部可闻及大量湿性啰音,咳出少量暗红色液体,肝脾肋下未及,颈软,克氏征阴性,左面颊部及双颌下区、颏下区弥漫性肿胀,皮肤表面色淡红,发亮,温度不高,呈凹陷性水肿,无波动感,开口度约1.5cm,口底未见明显隆起,舌位正中,口内黏膜无红肿,无龋齿,咽部轻度充血。白细胞15×10^9/L,中性粒细胞0.88,淋巴细胞0.12。

问题

◆请问该患者的临床诊断是什么?

◆该患者此阶段最容易出现且较为严重的并发症是什么?

◆此时患者的治疗原则是什么?

参考答案和提示

◆诊断　口底蜂窝织炎。

◆并发症　窒息及中毒性休克。

◆治疗原则　防治窒息和感染性休克。如已出现窒息要及时行气管切开术,如有窒息先兆也应气管切开包床旁准备。另外应通过静脉输液并给予大剂量有效抗生素和激素治疗,还要及时做切开减压及引流。

临床思维:口底蜂窝织炎

口底蜂窝织炎是颌面部最严重的感染之一,是一种波及颌下、颏下及舌下间隙的弥漫性感染。细菌毒性强且发展迅速,延误治疗会危及生命。

【病因】

主要由牙源性感染及腺源性感染引起。牙源性以下颌磨牙的根尖感染和冠周炎引起较为常见;腺源性多半继发于颌下淋巴结的炎症,以及化脓性颌下腺等感染所致。此外口炎、急性颌骨骨髓炎、急性扁桃体炎以及外伤感染均可引起。感染细菌可以是化脓的细菌,如葡萄球菌、链球菌或混合性细菌感染;腐败坏死性感染以厌氧、腐败坏死性细菌为主,如产气荚膜梭菌、厌氧链球菌、败血梭状芽孢杆菌等引起。

【临床表现】

感染初期多发生在一侧颌下间隙，迅速延及口底各间隙，颌下、颏下、舌下区发生广泛性水肿，肿胀范围可达上颈部，有时甚至达锁骨平骨，如果是腐败坏死性感染，可出现广泛性软组织水肿。口底肿胀可使舌抬高，舌体活动受限，口呈半张状态。患者语言、吞咽困难，严重时流质饮食也不能咽下。感染向舌根扩散，舌根水肿压迫会厌出现呼吸困难。此时患者多呈半坐位，可出现烦躁、呼吸短促、嘴唇青紫等缺氧症状。全身中毒症状很严重，可出现高热、寒战等，白细胞增高可达$(20\sim30)\times10^{9}/L$。在腐败坏死性感染时，体温可以不很高，但机体中毒现象严重，如不及时抢救，可造成窒息、败血症或纵隔感染而死亡。

【治疗】

治疗应及时防治窒息和感染性休克。如已出现窒息要及时行气管切开术，如有窒息先兆也应气管切开包床旁准备。另外应通过静脉输液并给予大剂量有效抗生素和激素治疗，还要及时做切开减压及引流。

七、颌骨骨髓炎

案例 8-9

患者，男，52 岁，右侧下后牙反复肿痛半年，口服消炎药后可缓解但反复发作，近 1 周疼痛加重，同侧耳颞区放射性疼痛，自觉牙伸长不能咀嚼，右侧下唇麻木，并且出现高热、畏寒、食欲缺乏。体格检查：体温 39.2℃，脉搏 108 次/分，呼吸 24 次/分，心率 115 次/分，急性病容，右面部轻微肿胀，右下颌第一磨牙残冠，探诊死髓，右下颌 4567 牙松动Ⅱ°～Ⅲ°，叩痛，冠周溢脓，白细胞总数 10.3×10^{9}，中性粒细胞 89%。

问题

◆该患者最可能的诊断是什么？

◆此时该患者颌骨 X 线表现是什么？

◆该疾病的治疗措施是什么？

◆若延误治疗可能发展为何病？

参考答案和提示

◆左下颌骨急性中央性骨髓炎。

◆骨质未见明显破坏，但病灶牙根尖周暗影。

◆全身应用抗生素+拔除患牙。

◆慢性中央性颌骨骨髓炎。

临床思维：颌骨骨髓炎

颌骨骨髓炎是颌骨受感染而引起的一种疾病，累及范围常包括骨膜、骨皮质以及骨髓组织，临床上常见的有化脓性颌骨骨髓炎、婴幼儿骨髓炎以及放射性骨髓炎。面部相应部位肿胀、脓液，下唇麻木，眶下部明显红肿，鼻腔穿破溢脓，纤维组织增生，纤维组织肿胀，纤维组织发硬，瘘管，溢脓，龈隙溢脓。

【临床表现】

1. 急性颌骨骨髓炎　发病急剧，全身症状明显。局部先感病源牙疼痛，迅速延及邻牙，导致整个患侧疼痛并放射至颞部。面部相应部位肿胀，牙龈及前庭沟红肿。患区多个牙齿松动，常有脓液自牙周溢出。下颌骨骨髓炎因咀嚼肌受侵，常出现不同程度的张口受限，下牙槽神经受累时可有患侧下唇麻木。上颌骨骨髓炎多见于新生儿、婴儿，感染来源常为血源性，其局部表现为眶下部明显红肿，并常延至眼周致眼睁不开，后期可在内眦、鼻腔及口腔穿破溢脓。

2. 慢性颌骨骨髓炎　急性颌骨骨髓炎如未能彻底治疗，可转为慢性。常见的原因是单纯采用药物保守治疗，脓液自行穿破，引流不畅。慢性颌骨骨髓炎期间，急性症状大部消退，全身症状已不明显，疼痛显著减轻。局部纤维组织增生、肿胀、发硬。瘘管形成、溢脓，甚至排出小块死骨。病变区多个牙松动，龈隙溢脓。当机体抵抗力降低或引流不畅时，可急性发作。如拖延日久，可致消瘦、贫血、身体衰弱等全身症状。

【病理病因】

颌骨骨髓炎的感染来源主要有 3 种途径，即牙源性、损伤性及血源性。血源性颌骨骨髓炎较少见，主要发生于小儿。牙源性颌骨骨髓炎最多见，约占全部颌骨骨髓炎的 90%，这与下颌骨皮层骨骨质致密、周围有肥厚肌肉及致密筋膜附着，髓腔脓液积聚不易穿破引流等因素有关。

【治疗】

治疗方法：及时治疗冠周炎、尖周炎等牙源性感染，对预防发生颌骨骨髓炎有积极意义。如已形成骨髓炎，在急性期应予彻底治疗以免转为慢性。急性颌骨骨髓炎的全身治疗与颌周蜂窝织炎相同，主要为增强机体抵抗力、药物控制感染（甲硝唑、螺旋霉素）。局部治疗重点在于及时切开引流，拔除病源牙。慢性颌骨骨髓炎时应努力改善患者机体状况，保持引流通畅，及时拔除病源牙，彻底清除病灶、刮治或摘除死骨。

八、婴幼儿化脓性淋巴结炎

案例 8-10

患儿，男，4 岁，10 天前出现感冒发热伴声音嘶哑，经肌内注射抗生素治疗，症状稍缓解，2 天前体温再次上升，无声嘶，但出现右侧颌下区肿大疼痛。检查：右侧颌下淋巴结肿大、压痛，质地中等偏硬，肿胀范围较大，约 2cm×3cm 左右，周界不清，患儿体温 40℃，白细胞计数 13.2×10^9，中性粒细胞 0.90。

问题

◆该患儿最可能的诊断是什么？

◆该患儿可能的病因是什么?

◆该疾病因与哪种疾病相鉴别?

参考答案和提示

◆右颌下淋巴结化脓性炎症。

◆上呼吸道感染。

◆川崎病。

临床思维:婴幼儿化脓性淋巴结炎

婴幼儿面颈部淋巴循环丰富,淋巴结是面颈部的重要防御系统,可过滤和吞噬进入淋巴液中的细菌和异物,阻止感染扩散。若细菌毒力大、机体抵抗力低时,则可引起淋巴结炎。

【病因】

多因上呼吸道感染、扁桃体炎、猩红热、颜面皮肤疖肿、口腔黏膜损伤及乳牙病灶引起相应部位的淋巴结发炎。常见为颌下淋巴结炎。

【临床表现】

患儿发病较急,早期淋巴结充血、水肿、变硬,可扪及活动肿大的淋巴结,有压痛。

【治疗】

急性浆液期局部可外敷鱼石脂油膏、六合丹或理疗,促进炎症吸收消散。全身应用抗生素控制感染。化脓期应加强全身支持疗法及抗感染,必要时静脉给药和少量输血。当脓肿形成、穿刺抽出脓液后,应及时切开引流,排除脓液,以减轻中毒症状。

复 习 题

一、名词解释

1. 第三磨牙冠周炎
2. 疖和痈

二、填空题

1. 口腔颌面部感染的主要来源是________、________、________、________、________。
2. 口腔颌面部感染常见的致病菌有________________、________________、________,目前口腔颌面部感染多见的是需氧菌和厌氧菌的混合感染。
3. 列举2个不易触及波动感的间隙________________、________________。

三、单项选择题

1. 慢性边缘性骨髓炎,死骨与周围组织分离的时间一般在发病后(　　)

A. 1~2周　　B. 2~4周　　C. 3~4周

D. 5~6周　　E. 7~8周

2. 口腔颌面部感染的主要途径是(　　)
   A. 牙源性　　B. 腺源性感染　　C. 损伤性感染
   D. 血源性感染　　E. 医源性感染
3. 关于急性中央性下颌骨骨髓炎,哪项是错误的(　　)
   A. 多数牙松动、叩痛　　B. 牙槽溢脓　　C. 全身中毒症状明显
   D. 下唇麻木　　E. 常发生于颌周间隙感染的基础上
4. 间隙感染引起边缘性骨髓炎常见于(　　)
   A. 口底蜂窝织炎　　B. 眶下间隙感染　　C. 颌下间隙感染
   D. 咬肌间隙感染　　E. 翼颌间隙感染
5. 最容易发生腺源性感染的间隙是(　　)
   A. 口底蜂窝织炎　　B. 眶下间隙感染　　C. 颌下间隙感染
   D. 咬肌间隙感染　　E. 翼颌间隙感染

四、简答题

1. 如何预防放射性颌骨骨髓炎?
2. 简述面部疖痈的治疗原则。
3. 简述脓肿切开引流的指征。

五、问答题

1. 简述口底蜂窝织炎的治疗原则。
2. 简述婴幼儿骨髓炎的病因、临床特点及治疗原则。
3. 简述路德维咽峡炎的临床特点及治疗原则。

复习题参考答案

一、名词解释

略

二、填空题

1. 牙源性　腺源性　血源性　损伤性　医源性
2. 金黄色葡萄球菌　溶血性链球菌　大肠杆菌
3. 感染咬肌间隙　翼下颌间隙

三、单项选择题

1. B　2. A　3. E　4. D　5. C

四、简答题

略

五、问答题

略

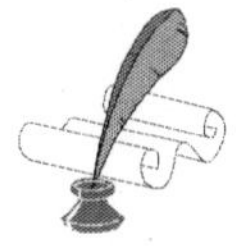

第九章　口腔颌面部损伤

一、颧骨颧弓骨折

案例 9-1

患者，男，43 岁，因车祸颌面部外伤 8 小时急诊入院。检查：患者左面部肿胀明显，眶周、眼睑及结膜下瘀斑、压痛，无复视和眼球运动受限；有张口受限，张口度 1 指半，咬合关系正常。

问题

◆可能的诊断是什么？

◆进一步确诊需要的检查项目有哪些？

◆治疗方案和措施是什么？

参考答案和提示

◆诊断　颧骨及颧弓骨折。

◆行 X 线检查，鼻颏位和颧弓位；或行三维 CT。

◆治疗措施　手术切开复位固定。

二、牙槽突骨折

案例 9-2

患者因车祸颌面部损伤 2 小时急诊，伤后无昏迷史和呕吐史。体格检查：神志清楚，脉弱速，无呼吸困难，$_{2}\top_{2}$多个牙可整体摇动，后牙咬合正常，无张口受限，舌前 1/3 裂伤，出血明显，口底肿胀。

问题

◆抢救措施首先是什么？

◆止血有效的方法是什么？

◆最可能的骨折部位是什么？

参考答案和提示

◆局部止血。

◆行清创缝合术。

◆牙槽骨。

三、上颌骨骨折

案例 9-3

患者因高速公路车祸导致口腔颌面部严重创伤,急诊入院。

问题

◆采集病史时应特别注意询问什么?

◆经检查发现双侧上颌骨可疑骨折,确诊最有价值的辅助检查是什么?

◆若上颌骨确诊骨折,急救首先是什么?

◆对患者上颌骨骨折诊断中最有决定意义的症状是什么?

参考答案和提示

◆昏迷史。

◆鼻颏位片。

◆保持呼吸道通畅及止血。

◆上颌骨出现动度及错　。

四、下颌骨骨折

案例 9-4

患者,男,35 岁,1 小时前从 2 楼跌下,颏部着地,不省人事数分钟后清醒。检查:神志清楚,呼吸急促,口唇发绀,鼻翼扇动,下唇及$_{2}\top_{2}$间牙龈撕裂,下颌弓变窄,舌体后坠,口底血肿形成。

问题

◆最可能并发的颅脑损伤是什么?

◆抢救措施首先是什么?

◆颌骨骨折发生的部位可能是什么?

参考答案和提示

◆脑震荡。

◆气管切开。

◆下颌颏部粉碎性骨折。

五、牙脱位;软组织挫裂伤

案例 9-5

青年女性患者,因跌倒、颏部着地 1 小时就诊。检查发现$+_{12}$松动,向牙槽窝外移位约

0.3cm,Ⅲ°松动,妨碍咬合;颏部可见1个长约1.5cm的裂口,边缘不整齐,创面周围可见泥沙,周围可见瘀斑,肿胀明显;颌面部骨骼未扪及压痛和台阶感,张口度约3cm,张口运动正常。

问题

◆可能的诊断是什么?

◆治疗方案和措施是什么?

参考答案和提示

◆诊断 $\overline{\underline{\ \ \ }|}_{12}$部分脱位,颏部挫裂伤。

◆治疗方案

1. 在局部麻醉下将$\overline{\underline{\ \ \ }|}_{12}$复位回牙槽窝,采用牙弓夹板或金属丝结扎法在$_{21}\overline{\underline{\ \ \ }|}\sim\overline{\underline{\ \ \ }|}_{34}$进行患牙的固定;固定时间2~3周;术后定期复诊,如出现牙髓坏死,应进行根管治疗。

2. 进行颏部挫裂伤清创缝合术,清创时应彻底清除创口内的泥沙等异物,严密缝合,5~7天后拆线。

(1) 口服抗生素3~5天以预防感染。

(2) 伤后24小时内肌内注射破伤风抗毒素1500U。

六、复合性骨折

案例9-6

患者因车祸伤1周后入院。检查:神清合作,自动体位,生命体征平稳,左眼复视,颧面部塌陷,张口1横指。口内见:后牙早接触,前牙反𬌗,开𬌗。

问题

◆可能的诊断是什么?

◆诊断依据是什么?

◆治疗方案和措施是什么?

参考答案和提示

◆诊断 可能有左颧骨颧弓骨折,上颌骨横断骨折。

◆诊断依据 左眼复视常见于左侧上颌骨骨折、左侧颧骨颧弓骨折、眶部骨折等;颧面部塌陷是颧骨骨折的重要诊断依据;张口度受限多出现于颧骨颧弓骨折和上、下颌骨骨折;后牙早接触,前牙反𬌗、开𬌗等咬合关系错乱可见于上颌骨横断骨折和双侧髁状突颈部骨折;综合以上临床表现,可诊断为左侧颧骨颧弓骨折和上颌骨横断骨折,具体骨折线还应进行X线检查或CT检查以明确。

◆治疗方案 考虑到骨折程度较严重,骨折移位较明显,功能障碍较明显,应予进行手术切开复位内固定。

1. 术前准备 对患者进行X线或CT检查以明确诊断及了解骨折细节;对患者进行详

细全身检查，以排除手术禁忌证；进行带钩牙弓夹板拴丝，为术中对准咬合关系做准备；对患者和家属进行充分交谈和沟通，获得患者及家属对手术的理解和同意。

2. 手术治疗　最好采用头皮冠状切口和口内前庭切口联合使用，暴露骨折处后，进行骨折复位，证明咬合关系已恢复后，采用小型接骨板等进行骨折内固定，分层关闭切口。

3. 术后治疗　采用抗生素预防感染，观察患者生命体征、咬合关系、切口情况等，进行对症支持治疗。

4. 功能锻炼　术后 1 周开始进行张口训练，直至患者张口度和咀嚼功能恢复为止。

七、口腔颌面部各类软组织损伤的处理

案例 9-7

一个 2 岁孩子跌伤 2 小时急诊入院，查颏部皮肤皮下开裂，裂口长约 1.5cm，深约 1cm。

问题

◆进一步确诊需要的检查项目有哪些？

◆治疗方案和措施是什么？

参考答案和提示

◆还需进行以下检查

1. 全身检查　检查患者的生命指征、呼吸情况等，以排除窒息、休克及颅脑损伤等急症，并进行详细全身检查，以了解患者是否有其他重要脏器损伤。

2. 局部检查　了解是否有颌面部骨折，特别是有无髁状突骨折；除颏部皮肤裂伤外，其他部位是否有肿胀及瘀斑；行张闭口检查了解患者是否有张口受限和颌骨异常活动等；扪诊了解是否有台阶感、压痛；进行口内检查了解是否有咬合关系错乱等。

3. 辅助检查　进行 X 线检查以确定患者有无颌骨骨折。

◆治疗措施　经过上述检查后，确认患者无其他损伤，应当进行以下治疗

1. 颏部裂伤清创缝合术　尽快进行清创术，彻底冲洗和清理创口，严密缝合窗口，用无菌敷料包扎。

2. 术后给予抗生素预防感染。

3. 术后医嘱

(1) 应注意保护创口处，避免被水打湿，适当减少活动。

(2) 密切观察患者全身和创口情况，必要时(如创口发生剧烈疼痛等)复诊。

(3) 术后 5~7 日拆线。

复　习　题

一、名词解释

1. 坚固内固定
2. 单颌固定
3. 颌间结扎

二、填空题

1. 口腔颌面部损伤时发生窒息一般可分为________和________ 2 类。
2. 止血可分为________、________和________。
3. 颅脑损伤伤情应从________、________、________ 3 方面判断。
4. 根据损伤程度,牙脱位可分为________和________。牙脱位的治疗以________为原则。
5. 牙槽突骨折时,最确切的临床诊断依据是__________________。
6. 下颌骨骨折的好发部位是________、________、________。
7. 下颌骨骨折后,影响骨折片移位的因素有________、________、________、________、________。
8. 颌骨骨折段的复位和固定应有可靠的基础,一般情况下,下颌骨骨折应以________作为复位、固定的基础;上颌骨骨折应以________作为复位、固定的基础。
9. 颌骨骨折的复位标准是__________________。
10. 口腔颌面部骨折的复位方法可分为________、________和________。
11. 下颌骨骨折发生临床愈合的时间为________。

三、单项选择题

1. 颧骨与下列何骨不相连接(　　)
   A. 上颌骨　　B. 鼻骨　　C. 额骨
   D. 蝶骨　　E. 颞骨
2. 颧骨与周围各骨的连接中,最常发生骨折的是(　　)
   A. 额颧缝　　B. 颧上颌缝　　C. 蝶颧缝
   D. 颧颞缝　　E. 各连接处的骨折发生率相近,差别不大
3. 颧弓骨折最重要的临床体征是(　　)
   A. 眶周瘀斑　　B. 局部塌陷　　C. 咬合错乱
   D. 张口受限　　E. 局部肿痛
4. 口腔颌面部血循环丰富,受伤后通常不会导致(　　)
   A. 出血较多,常见发生休克　　B. 易形成血肿
   C. 组织水肿反应快而重　　D. 组织再生修复能力强
   E. 组织抗感染力强
5. 治疗颌骨骨折的基本标准是(　　)
   A. 解剖复位　　B. 恢复原有的咬合关系

C. 达到理想的咬合关系　　D. 保证良好的咀嚼功能
E. 保证良好的语言功能

6. 下列何种骨折最易伴发颅脑损伤(　　)
A. 下颌骨骨折　　B. 鼻骨骨折　　C. 上颌骨 Le Fort Ⅰ型骨折
D. 颧骨颧弓骨折　　E. 上颌骨 Le Fort Ⅲ型骨折

7. 下列何种骨折最易伴发颈部损伤(　　)
A. 下颌骨骨折　　B. 鼻骨骨折
C. 上颌骨 Le Fort Ⅰ型骨折　　D. 颧弓骨折
E. 上颌骨 Le Fort Ⅱ型和Ⅲ型骨折

8. 下列哪项不是口腔颌面部损伤的特点(　　)
A. 血循环丰富,易发生组织血肿和水肿　　B. 由于污染多,容易感染及组织坏死
C. 易并发颅脑损伤　　D. 易发生窒息
E. 常发生面部畸形

9. 口腔颌面部损伤后伤口易受污染的原因是(　　)
A. 面部是暴露部位
B. 口腔颌面部腔窦多
C. 口腔内有牙齿,牙齿携带大量细菌
D. 口腔颌面部有口腔、鼻腔等,不能严密包扎敷料
E. 口腔和鼻腔经常活动,不断获得新细菌繁殖

10. 上颌骨横断骨折时出现呼吸困难,应当采用筷子、压舌板等横放于下列何种部位,将上颌骨向上提吊(　　)
A. 切牙　　B. 尖牙　　C. 前磨牙
D. 第一磨牙　　E. 第二磨牙

11. 对因咽部肿胀压迫呼吸道导致窒息的患者,应当(　　)
A. 立即行气管切开术　　B. 立即行环甲膜切开术
C. 插入通气导管　　D. 向外牵出舌
E. 使患者处于头低侧卧位或俯卧位

12. 吸入性窒息的急救措施主要是(　　)
A. 清除口及咽喉部堵塞物　　B. 将舌牵出口外
C. 使患者头偏一侧或采取俯卧位　　D. 吊起下坠的上颌骨块
E. 立即行气管切开,通过气管导管吸出堵塞物

13. 临床创口分类中包括(　　)
A. 无菌创口、污染创口、感染创口　　B. 污染创口、感染创口、化脓创口
C. 感染创口、无菌创口、化脓创口　　D. 化脓创口、无菌创口、污染创口
E. 无菌创口、可疑创口、污染创口

14. 口腔颌面部损伤最有效的防止感染的措施是(　　)
A. 尽早进行清创缝合术　　B. 使用大剂量抗生素
C. 使用大剂量磺胺类药物　　D. 包扎伤口,防止细菌继续侵入

E. 及时注射破伤风毒素

15. 牙折常发生于下述何种牙位(　　)
A. 上前牙　B. 下前牙　C. 单尖牙
D. 前磨牙　E. 磨牙

16. 牙槽突骨折常见于下述何种部位(　　)
A. 上颌前部　B. 下颌前部　C. 上颌前磨牙区
D. 下颌前磨牙区　E. 上颌磨牙区

17. 牙槽突骨折,其主要临床特征是(　　)
A. 牙龈撕裂　B. 牙龈出血肿胀　C. 牙齿脱落
D. 牙冠折断　E. 摇动 1 个牙时,邻近数个牙随之移动

18. 下颌骨骨折中,影响骨折移位的主要因素是(　　)
A. 骨折线走行的方向　B. 咀嚼肌的牵引作用
C. 牙弓上有无牙　D. 暴力作用
E. 骨折的部位

19. 下颌骨折移位无关的因素是(　　)
A. 骨折部位　B. 外力大小和方向
C. 骨折线方向和倾斜度　D. 出血、肿胀
E. 咀嚼肌牵引的力量

20. 易发生骨折的面骨为(　　)
A. 颧骨　B. 颧弓　C. 上颌骨
D. 下颌骨　E. 腭骨

21. 颏部软组织损伤时应注意什么部位骨折(　　)
A. 下颌骨颏部　B. 下颌骨体部　C. 下颌骨升支部
D. 下颌骨髁状突　E. 上颌骨牙槽突

22. 诊断颌骨骨折的主要依据是(　　)
A. 局部肿胀　B. 压痛　C. 牙龈撕裂
D. 咬合关系错乱　E. 牙松动

23. 上颌骨骨折后,骨折片移位,主要取决于(　　)
A. 骨折的类型和损伤力量的大小　B. 咀嚼肌肉的牵引作用
C. 骨折片上的牙是否存在　D. 骨折的部位
E. 患者的年龄和性别

24. 上颌骨骨折一般不会出现的临床表现为(　　)
A. 骨折块移位　B. 咬合关系错乱
C. 眶周瘀斑或睑、球结膜下出血　D. 复视
E. 下唇麻木

25. 上颌骨骨折诊断时最有决定意义的症状是(　　)
A. 几个牙齿折断或错位　B. 鼻孔大出血
C. 面部肿胀　D. 上颌骨出现动度和咬合关系错乱

E. 脑震荡

26. 颌骨骨折最重要的临床体征是(　　)

A. 咬合关系错乱　B. 张口受限　C. 骨折段活动异常

D. 局部肿痛　E. 骨摩擦音

27. 最易并发颅底骨折或颅脑损伤的颌骨骨折是(　　)

A. 上颌骨 Le Fort Ⅰ 骨折　B. 上颌骨 Le Fort Ⅱ 骨折

C. 上颌骨 Le Fort Ⅲ 骨折　D. 下颌骨髁状突骨折

E. 下颌骨正中骨折

28. 颌面部损伤病员出现脑脊液耳漏时,对下述哪类颅脑损伤具有诊断意义(　　)

A. 脑震荡　B. 脑挫裂伤　C. 硬膜外血肿

D. 颅前窝骨折　E. 颅中窝骨折

29. 颌骨骨折的重要治愈标准是(　　)

A. 骨性愈合　B. 纤维性愈合

C. 骨折线上的牙齿不松动　D. 恢复原有咬合关系

E. 无感染发生

30. 颌骨骨折主要治疗目的是(　　)

A. 使骨折早期愈合　B. 防止继发感染

C. 恢复正常咬合功能　D. 使面容有最小的畸形

E. 减少患者痛苦

四、简答题

1. 简述颌骨骨折的治疗原则。
2. 简述上、下颌骨联合骨折的治疗原则。
3. 简述颧骨颧弓骨折的治疗原则。
4. 简述颌骨骨折的共同临床表现。
5. 简述颌面部软组织清创术的手术步骤。
6. 简述口腔颌面部损伤并发休克的治疗原则。

五、问答题

1. 试述颌骨骨折的诊断程序。
2. 口腔颌面部损伤的特点有哪些?
3. 试述各类型口腔颌面软组织损伤的特点及其处理方法。
4. 试述口腔颌面部损伤的就诊时间、创口情况与清创术的关系。
5. 试述常用的颌间固定方法。

复习题参考答案

一、名词解释

略

二、填空题

1. 阻塞性　吸入性
2. 压迫止血　结扎止血　药物止血
3. 意识状态　生命体征　神经系统检查
4. 部分脱位　完全脱位　保存牙
5. 摇动骨折区某一牙时,邻近数牙及骨折片随之移动
6. 正中联合部　颏孔区　下颌角区　髁状突颈部
7. 骨折的部位　外力的大小和方向　骨折线的方向和倾斜度　骨折段是否有牙　附着肌肉的牵拉
8. 上颌骨　颅面骨
9. 恢复患者原有的咬合关系
10. 手法复位　牵引复位　手术切开复位
11. 6~8 周

三、单项选择题

1. B　2. D　3. C　4. A　5. B　6. E　7. A　8. B　9. B　10. C　11. C　12. E　13. A
14. A　15. A　16. A　17. E　18. B　19. D　20. D　21. D　22. D　23. A　24. E
25. D　26. A　27. C　28. E　29. D　30. C

四、简答题

1. 治疗原则为:①处理时机;②合并软组织伤的处理;③骨折线上牙的处理;④骨折段的正确交位和可靠固定;⑤促进骨折愈合的面部与全身治疗。
2. 此类骨折的专科手术应在伤员全身情况稳定、无手术禁忌证后进行。
   (1) 手术时机:手术可在伤后 2~3 周内进行。
   (2) 手术原则:恢复伤员的正常咬合关系;恢复面部的高度、宽度、突度、弧度和对称性;复位内眦韧带和眼球的移位和内陷;修复明显的骨缺损。
   (3) 骨折复位的顺序。
   (4)手术入路。
3. 颧骨、颧方骨折后如仅有轻度移位,畸表不明显,无张口受限及复视等功能障碍者,可不行手术治疗,凡有张口受限者均应做复位手术。虽无功能障碍而有显著畸形者也应可考虑进行手术复位。
4. 骨折块的移位,咬合关系错乱。
5. 手术步骤:①冲洗伤口;②清理创口;③缝合。
6. 创伤性休克的处理原则:安静、镇痛、止血和补液,可用药物协助恢复和维持血压。失血性休克的处理原则:补充血容量为根本措施。

五、问答题

略

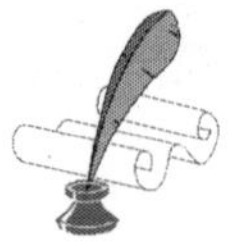

第十章　颞下颌关节常见病

第一节　颞下颌关节紊乱病

案例 10-1

患者,女,21 岁,汉族,学生。患者以"拔牙后 2 周右侧耳周疼痛 1 周"为主诉。患者 2 周前因右下颌后牙反复肿痛前往医院诊治,诊断为右下颌第三磨牙近中位阻生,给予拔除该牙,拔牙历时约 1 小时,术中去骨劈牙。术后患者拔牙创愈合良好,术后 1 周患者自觉右侧耳周钝痛,并伴有张口度减小,张口时疼痛明显,未行相关治疗。临床检查见患者右下颌拔牙创愈合良好,咬合关系良好,患者面部对称,张口度约 30mm,张口时下颌偏向右侧,无关节弹响,右侧颞肌及翼外肌有触压痛,右侧翼外肌激惹试验阳性。

问题

◆该患者的初步诊断是什么?

◆请说明诊断依据。

◆该患者需要做哪些相关的辅助检查?

◆主要的鉴别诊断有哪些,请说明主要鉴别依据?

◆该患者的主要治疗方案是什么?

参考答案和提示

◆该患者的初步诊断为　颞下颌关节紊乱病——右侧咀嚼肌紊乱。

◆诊断依据

1. 年轻女性患者。

2. 患者有拔牙史,拔牙时间较长,术中右侧颞下颌关节周围肌群受到创伤。

3. 患者右侧颞下颌关节周围肌群有疼痛,伴有张口受限,开口时下颌偏向右侧,并且开口时疼痛加重,右侧翼外肌激惹试验阳性。

◆需要做的相关辅助检查　肌电图。

◆鉴别诊断

1. 颞下颌关节盘不可复性前移位　患者常有关节弹响突然消失史,并有突然开口受限史,开口时关节区有疼痛史,翼外肌激惹试验阳性。MRI 或关节造影检查可见关节盘不可复性前移位。X 线片见髁状突骨质无明显破坏。

2. 颞下颌关节强直　患者有外伤史或颞下颌关节感染史,表现为渐进性张口困难,髁状突运动明显减弱或消失,儿童发病者常有下颌骨发育畸形,咬合关系错乱,进食及言语困难,X 线片表现为颞颌关节间隙模糊或消失。

3. 翼颌间隙感染　患者多有牙痛史,口内有下颌后牙残冠残根或第三磨牙阻生,冠周炎病史，或患者有下颌牙拔牙史，患者多表现为张口困难，口内翼下颌韧带区肿胀，疼痛明显，全身可有发热、白细胞升高等表现。

◆治疗方案　保守治疗，可给予非甾体类抗感染药物治疗、局部理疗，或颌垫治疗。

案例 10-2

患者，女，32 岁，汉族。以“左侧耳前关节区弹响 3 年伴局部酸痛”为主诉。患者 3 年前无明显诱因出现左耳前关节区张闭口弹响，无明显张口受限，张口时下颌有偏斜，平时左侧颞颌关节区有酸痛不适感。临床检查见患者张口度约 35mm，开口型偏向左侧，患者张闭口时左侧颞下颌关节有弹响，弹响发生在张口初闭口末，左侧颞下颌关节周围肌肉无明显触压痛。

问题

◆该患者初步诊断为什么疾病？

◆请问诊断依据是什么？

◆需要做的相关辅助检查是什么？

◆鉴别诊断有哪些？

◆治疗方案是什么？

参考答案和提示

◆该患者初步诊断　左侧颞下颌关节盘可复性前移位。

◆诊断依据是

1. 弹响史。
2. 开口受限。
3. 开口型偏向患侧。
4. 左侧颞颌关节区疼痛不适。

◆辅助检查　关节造影；MRI。

◆鉴别诊断

1. 翼外肌功能亢进　患者张口过度，开口型偏向健侧，患侧关节区弹响，弹响发生在开口末闭口初，关节区一般没有疼痛，患者咬合关系无变化。

2. 颞下颌关节盘不可复性前移位　患者常有关节弹响突然消失史，并有突然开口受限史，开口时关节区有疼痛史，翼外肌激惹试验阴性。MRI 或关节造影检查可见关节盘不可复性前移位。X 线片见髁状突骨质无明显破坏。

◆治疗方案

1. 局部理疗。
2. 药物治疗：非甾体类抗感染药物治疗。
3. 轴枢型颌垫治疗。
4. 关节镜手术治疗。
5. 开发性手术治疗。

案例 10-3

患者,女,67岁,以“20天来开口受限,伴右耳前关节疼痛”为主诉。患者右侧颞颌关节响痛2个月,20天来发生开口受限,疼痛加重。习惯于右侧咀嚼多年。临床检查见患者开口度25mm,开口型偏向右侧,中线左偏2mm,右侧颞下颌关节张闭口时均有摩擦音。X线片见右侧髁状突顶部囊性变。

问题

◆该患者的初步诊断是什么?

◆诊断依据是什么?

◆需要与哪些疾病鉴别?

◆该患者还需要进行哪些检查?

◆治疗方案是什么?

参考答案和提示

◆该患者的初步诊断　右侧颞下颌关节骨关节病。

◆诊断依据是

1. 患者为女性,67岁。
2. 患者右侧颞下颌关节响痛2月,有张口受限,关节区有疼痛,偏侧咀嚼史。
3. 右侧颞下颌关节摩擦音,X线片可见右侧髁状突骨质囊性变。

◆鉴别诊断

1. 类风湿性关节炎　是一种自身免疫性疾病,多见于中青年女性,患者全身多处小关节受累,小关节肿胀变形,关节疼痛明显,患者化验可见血沉增快,类风湿因子增加,C反应蛋白阳性,颞下颌关节受累时可出现张口受限。

2. 颞下颌关节盘不可复性前移位　患者常有关节弹响突然消失史,并有突然开口受限史,开口时关节区有疼痛史,翼外肌激惹试验阴性。MRI或关节造影检查可见关节盘不可复性前移位,X线片见髁状突骨质无明显破坏。

◆还需要进行CT检查或关节造影。

◆治疗要点　以保守治疗为主,局部理疗,非甾体类消炎镇痛药,封闭治疗,颌垫治疗,必要时开放性手术治疗。

临床思维:颞下颌关节紊乱病

【颞下颌关节紊乱病】

颞下颌关节紊乱病是口腔颌面部常见病之一。好发于20~30岁的年轻女性,发病率在20%~50%。颞下颌关节紊乱病是由精神因素、社会心理因素、外伤、微小创伤以及免疫因素等多因素导致的颞下颌关节及咀嚼肌群出现功能、结构与器质性改变的一组疾病总称。颞下颌关节紊乱病分为咀嚼肌紊乱病、结构紊乱病、炎性疾病和骨关节病。

【咀嚼肌紊乱病】

咀嚼肌紊乱病包括肌筋膜痛、肌炎、肌痉挛、未分类局限性肌痛以及肌纤维变性挛缩等,临床以肌筋膜痛为多见。咀嚼肌紊乱病的病因较复杂,如外伤、精神紧张、寒冷刺激、紧咬牙、夜磨牙以及开口过度或牙科治疗时椅位治疗时间过长等。临床上以关节周围咀嚼肌疼痛症状为主,有时有扳机点存在,下颌运动时疼痛加重,开口受限,开口型偏向患侧,同时可伴发耳部症状、头痛等症状。X 线片以及 MRI 检查无关节内的病理变化。以保守治疗为主。限制下颌运动,局部理疗,镇痛镇静药物,颌垫以及调和治疗。

【结构紊乱病】

结构紊乱病也称之为关节内紊乱(internal derangement),主要指颞下颌关节盘与髁状突之间的关系不协调,以关节盘移位较多见,也包括关节盘附着松弛或撕脱、关节囊扩张及关节半脱位等。临床上以颞下颌关节盘可复性前移位或不可复性前移位多发。其病因不明,多数学者认为与损伤有关。可复性盘前移位以关节弹响为主,伴关节运动时疼痛及开口型异常。不可复性盘前移位患者多有关节弹响史,关节运动突然受限,开口型偏向患侧,关节造影或 MRI 检查,关节盘在开闭口位始终位于髁突前方,甚至关节盘变形。治疗以保守治疗为主。可复性盘前移位颌垫治疗以再定位颌垫治疗为主;不可复性盘前移位可试用手法复位,颌垫治疗以轴枢型颌垫为主,但戴用时间不能过长。若保守治疗无效,可行关节镜手术治疗或开放性手术治疗。

【炎性疾病】

炎性疾病指颞下颌关节滑膜以及关节囊出现炎症反应,主要包括滑膜炎和关节囊炎。急性期关节区疼痛明显,运动时加剧。关节腔内有大量渗出液出现后牙不能咬合,开口受限,开口型偏向患侧,关节区肿胀。治疗以保守治疗为主。

【骨关节病】

骨关节病是一种发生于全身活动关节的慢性非炎症性退行性病变。颞下颌关节骨关节病以髁状突、关节窝、关节结节等骨质明显破坏以及关节盘破裂穿孔等为特征。骨关节病以 45 岁左右成年人多见。可出现关节疼痛,关节运动时加重,关节杂音以关节摩擦音及破碎音多见。X 线片可见关节间隙狭窄,髁突、关节窝以及关节结节出现明显关节退行性改变,关节造影或 MRI 可见关节盘移位。以保守治疗为主,包括药物治疗、局部理疗、颌垫治疗等。保守治疗无效时可行手术治疗,包括髁突高位切除术、关节盘修补术和关节成形术等。

思　考　题

1. 颞下颌关节紊乱病的临床分类有哪些?
2. 颞下颌关节紊乱病的主要临床表现是什么?
3. 颞下颌关节紊乱病的治疗原则是什么?

第二节　颞下颌关节脱位

案例 10-4

患者,男,41 岁,以“下颌脱位不能闭口伴流涎 2 小时”为主诉,患者 2 小时前因大笑时不慎下颌脱位,脱位后伴左侧耳前关节区疼痛,前牙不能咬合,说话困难,流涎。临床检查见患者面下1/3变长,前牙开颌,下颌偏向右侧,不能咬合,左侧耳前颞下颌关节窝空虚。

问题

◆该患者的初步诊断是什么?

◆诊断依据是什么?

◆鉴别诊断是什么?

◆需要做哪些辅助检查?

◆治疗措施是什么?

参考答案和提示

◆该患者的诊断　左侧颞下颌关节急性前脱位。

◆诊断依据

1. 患者发病2小时。

2. 不能咬合,下颌偏向右侧。

3. 患者出现流涎,不能咀嚼,言语困难。

4. 左侧耳前颞颌关节窝空虚。

◆鉴别诊断

1. 化脓性颞下颌关节炎　患者常有化脓性中耳炎或化脓性腮腺炎病史以及颞下颌关节区皮肤软组织化脓性病变,多表现为颞下颌关节明显肿胀,关节周围皮肤红肿紧张,疼痛明显,下颌运动障碍,运动时疼痛明显。关节腔内穿刺有脓性物。

2. 颞下颌关节半脱位　主要原因为颞下颌关节囊扩张或附着韧带松弛以及关节结构异常等,临床以老年人多见,患者有大张口习惯,开口过度,关节有弹响,咬合关系正常,髁状突能够回到正常位置,X线片见髁状突在关节窝内。

3. 颞下颌关节复发性脱位　多见于老年人,患者有急性前脱位病史,有反复发作史,有些患者可自行复位,脱位时有面下1/3变长,单侧脱位时颏部偏向健侧,双侧脱位时患者前牙开颌,双侧耳屏前关节窝空虚,X线片检查见髁状突位于关节结节前上方,关节窝内空虚。

◆辅助检查

1. X线片检查　颞下颌关节侧位片。

2. CT检查。

◆治疗方法

1. 口内手法复位　复位时患者坐在矮凳上,头依后墙,其下颌牙齿的咬合面要低于医生肘关节水平。医生站在患者的前方,双手拇指缠以纱布,以免咬伤。然后伸入患者口内,放在下颌磨牙咬合面上,其余四指托住下颌骨下缘。复位时双拇指用力压下颌骨向下,同时其余四指将下颌颏部往上托,使位于关节结节前方的髁状突移到关节结节水平以下时,再向后上方推送,将髁状突送入关节凹内。当髁状突复位后,已恢复正常咬合关系,用弹力绷带或普通绷带包扎固定下颌2~3周限制下颌运动,以免再脱位。如果复位后未得到固定或固定时间太短,被撕裂的组织未得到完全恢复,可以继发颞下颌关节紊乱综合征以及复发性颞颌关节脱位。

2. 口外手法复位　较少用。

临床思维:急性下颌关节脱位

【病因】

急性下颌关节前脱位一般因大开口,如打哈欠、唱歌、咬大块硬食物或恶心呕吐时,翼外肌持续性收缩,将髁状突拉过关节结节,同时升颌肌群发生反射性的挛缩,致使髁状突被阻挡在关节结节的前方,不能自行复位。另外当被动开口用力过大、过猛时,如使用开口器、气管镜、食管镜、胃镜以及全身麻醉气管插管使用的直接喉镜等均可使关节脱位。

急性关节脱位如果未得到及时正确的治疗,可并发关节盘损伤、关节囊及关节韧带组织松弛而导致复发性关节脱位。

【临床表现】

1. 患者呈开口状态,不能闭口,流涎,进食及说话均困难,表现为极度痛苦。
2. 检查可见下颌运动受限,前牙呈开𬌗反𬌗 。下颌前伸,两颊变平,面形变长。
3. 脱位侧耳屏前方凹陷,颧弓下方显膨隆。
4. X 片显示髁状突位于关节结节的前方。

【治疗】

急性关节脱位要及时复位,复位后要限制下颌的运动。最常用的方法是口内手法复位。复位前可用手按摩双侧嚼肌,使肌肉松弛。一般不需要麻醉。复位时患者坐在牙科椅上或坐在矮凳上,头依后墙,其下颌牙齿的咬合面要低于医生肘关节水平。医生站在患者的前方,双手拇指缠以纱布,以免咬伤。然后伸入患者口内,放在下颌磨牙咬合面上,其余四指托住下颌骨下缘。复位时双拇指用力压下颌骨向下,同时其余四指将下颌颏部往上托,使位于关节结节前方的髁状突移到关节结节水平以下时, 再向后上方推送,将髁状突送入关节凹内。若为双侧关节脱位,可先复位一侧,然后再复位另一侧。当髁状突复位后,已恢复正常咬合关系,用弹力绷带或普通绷带包扎固定下颌 2~3 周限制下颌运动,以免再脱位。如果复位后未得到固定或固定时间太短,被撕裂的组织未得到完全恢复,可以继发复发性关节脱位及颞下颌关节紊乱病。复发性脱位可注射硬化剂,若无效,可采用手术治疗,如关节结节增高术、关节囊紧缩术、关节结节凿平术等。

思　考　题

1. 单侧急性颞下颌关节前脱位的临床表现是什么?
2. 急性颞下颌关节前脱位口内手法复位的要点有哪些?

第三节　颞下颌关节强直

案例 10-5

患者,男,7 岁,以“外伤后渐进性开口困难 2 年余,伴进食困难”为主诉。患者 2 年前曾有摔倒后颏部着地史,外伤后患者自觉左侧颞下颌关节区疼痛明显,局部肿胀,伤后未给予重视，亦未给予特殊处理。之后患者出现开口受限并逐渐加重，近半年无法张口，进食困难。临床检查见患者面下 1/3 变短，颏部偏向左侧，左侧面部较右侧丰满，口内见咬合关系错乱。双侧髁状突活动度检查左侧髁状突无动度，右侧髁状突活动度明显。患者口腔卫生较差，营养状况欠佳。

问题

◆初步诊断是什么？

◆诊断依据是什么？

◆鉴别诊断有哪些？

◆还需要做哪些辅助检查？

◆治疗方法是什么？

参考答案和提示

◆初步诊断　左侧颞下颌关节内强直。

◆诊断依据

1. 患者 2 年前有左侧颞下颌关节间接外伤史，伤后左侧颞下颌关节区肿胀疼痛。

2. 患者渐进性开口困难，近半年出现无法张口。

3. 面下 1/3 变短，咬合关系错乱，右侧面颊部较左侧丰满，颏部偏向左侧。

4. 左侧颞下颌关节髁状突无动度，右侧髁状突动度明显。

◆鉴别诊断

1. 类风湿性颞下颌关节炎　是一种自身免疫性疾病，多见于中年女性，患者全身小关节出现游走性疼痛，肿胀，活动受限，随病变发展患者多数小关节出现变形，颞下颌关节也可受累。X 线片可见关节间隙不清晰，髁状突仍有活动度。急性期时患者血沉加快，类风湿因子阳性。

2. 关节外强直　又称之为颌间挛缩，患者有关节周围手术史、口内外烧伤史、关节周围放疗史以及颧骨颧弓骨折等因素。多由于关节周围软组织瘢痕挛缩，口腔内黏膜肌肉瘢痕挛缩引起开口困难。患者一般可见明显上下颌间瘢痕，下颌骨发育一般没有明显受限，咬合关系无明显错乱，髁状突动度存在。X 线片检查可见关节间隙存在。

◆辅助检查

1. 颞下颌关节侧位片。

2. 下颌骨曲面断层片。

3. 颞下颌关节区 CT 检查。

◆治疗方法　颞下颌关节关节成形术。

临床思维：颞下颌关节强直

【定义】

因关节及关节周围组织器质性病变造成渐进性开口困难或完全不能开口称为颞下颌关节强直。

【分类】

颞下颌关节强直可分为关节内强直、关节外强直和混合型强直。关节内强直有纤维性强直和骨性强直,关节外强直主要是由于关节周围瘢痕挛缩而导致开口受限。

【病因】

关节内、外强直在病因上有不同,关节内强直以关节内感染和外伤为主,如化脓性颞下颌关节炎、髁状突颈部骨折、髁状突手术等;关节外强直患者常有关节周围放疗史、颌面部手术史、口内外烧伤史、走马牙疳史等病史。

【临床表现】

关节内强直发生在儿童则颌骨明显发育受限,咬合关系也严重错乱;发生在成年人则两者不明显。关节外强直患者颌骨发育及咬合关系影响较小,可见明显瘢痕存在。单侧关节内强直患者若发生颌骨发育受限则表现为下颌偏向患侧,双侧者则小颌畸形、下颌后缩。髁状突在关节纤维强直患者中还存在动度,而骨性强直则没有动度,颌间挛缩者髁状突动度明显。X 线片或 CT 检查可见关节内纤维强直患者的关节间隙变模糊,而骨性强直关节间隙消失,髁状突与关节窝关节结节甚至乙状切迹骨性融合。

【治疗】

关节内骨性强直治疗以颞下颌关节成形术为主,关节内纤维强直可行关节镜手术或关节开放性手术。颌间挛缩可行颌间瘢痕挛缩松解术。

思 考 题

1. 颞下颌关节内外强直的鉴别要点有哪些?
2. 单侧颞下颌关节内强直的临床表现是什么?

复 习 题

一、名词解释

颞下颌关节强直

二、选择题

A1 型选择题

1. 颞下颌关节脱位最常见的是(　　)

   A. 复发性前脱位　　B. 急性前脱位　　C. 陈旧性前脱位
   D. 急性后脱位　　E. 复发性后脱位

2. 颞下颌关节紊乱病患病率最高的组群为(　　)

   A. 10~19 岁　　B. 20~30 岁　　C. 31~40 岁
   D. 41~50 岁　　E. 51~60 岁

3. 关于颞下颌关节紊乱病的防治原则,下列哪项说法是错误的(　　)

   A. 根据病情轻重,所有患者均可选用可逆性、不可逆性保守治疗和手术治疗

B. 遵循合乎逻辑的治疗程序
C. 对患者进行医疗知识教育
D. 治疗局部关节症状同时改善患者全身状况和精神状态
E. 采取对症治疗和消除或减轻关节病同时的综合治疗

4. 下列症状中,哪一项是双侧颞下颌关节急性前脱位的特有症状( )
A. 开口状不能闭合 B. 双侧耳屏前触诊有凹陷
C. 流涎 D. 言语不清
E. 咀嚼及吞咽困难

5. 颞下颌关节急性前脱位的治疗中,哪一项最常用( )
A. 全身麻醉下复位 B. 切开复位 C. 颌间复位
D. 口外法手法复位 E. 口内法手法复位

6. 颞下颌关节骨关节病的主要症状为( )
A. 开口初关节弹响
B. 开口末关节弹响
C. 开闭口过程均有关节弹响
D. 开闭口运动中有连续的摩擦音、捻发音、破碎音
E. 张口过度

7. 关节盘穿孔时关节上腔造影可见到( )
A. 关节前间隙变宽 B. 关节后间隙变宽 C. 关节腔不显影
D. 关节上下腔相通 E. 关节上腔变窄

8. 关节盘穿孔最易发生的部位在( )
A. 关节盘前带 B. 关节盘中间带 C. 关节盘后带
D. 关节盘双板区 E. 关节盘后附着

9. 颞下颌关节盘最薄处为( )
A. 关节盘前带 B. 关节盘后带 C. 关节盘中间带
D. 关节盘双板区 E. 关节盘前附着

10. 儿童时期一侧髁状突受损,下颌畸形一般随年龄的增长而日益明显,面容不对称表现为( )
A. 颏部偏向健侧,健侧面部丰满,患侧面部扁平狭长
B. 颏部偏向患侧,健侧面部丰满,患侧面部扁平狭长
C. 颏部偏向患侧,患侧面部丰满,健侧面部扁平狭长
D. 颏部偏向健侧,患侧面部丰满,健侧面部扁平狭长
E. 颏部偏向患侧,患侧面部丰满,健侧面部亦丰满

B1 型选择题

1~5 题

A. 肌筋膜痛 B. 关节囊炎 C. 关节盘穿孔
D. 不可复性关节盘前移位 E. 颌间挛缩

1. 属于颞下颌关节功能紊乱病中的咀嚼肌紊乱的是( )

2. 属于颞下颌关节功能紊乱病中的关节结构紊乱的是( )
3. 属于颞下颌关节功能紊乱病中的关节炎性病变的是( )
4. 属于颞下颌关节功能紊乱病中的骨关节病的是( )
5. 属于颞下颌关节外强直的是( )

三、判断题

1. 一侧翼外肌功能亢进,开口型偏向患侧。( )
2. 一侧翼外肌痉挛,开口型偏向患侧。( )
3. 关节盘可复性前移位,张口初闭口末发生弹响。( )
4. 关节盘可复性前移位患者有明显的张口受限。( )
5. 关节盘不可复性前移位患者主要表现为张口过度。( )
6. 关节盘不可复性前移位的主要表现是曾有关节弹响史,随之张口受限、弹响消失。( )
7. 关节盘穿孔、破裂的主要表现是张闭口时出现连续破碎音。( )
8. 颞下颌关节真性强直包括纤维强直和骨性强直。( )
9. 关节囊扩张关节盘附着松弛也称之为颞下颌关节半脱位。( )
10. 颞下颌关节骨关节病可分为原发性骨关节病和继发性骨关节病。( )

四、填空题

1. 颞下颌关节是由________、________、________组成。
2. 颞下颌关节紊乱病的主要临床表现有________、________和________。
3. 颞下颌关节紊乱病的分类中包括咀嚼肌紊乱疾病类、________、________和________4大类。
4. 颞下颌关节结构紊乱疾病类包括____________、____________、____________。
5. 关节盘穿孔张闭口过程中均可出现________音。
6. 颞下颌关节急性前脱位口内手法复位的用力方向为________。
7. 颞下颌关节脱位按其性质可分为________、________、________。
8. 颞下颌关节强直临床上可分为________、________、________。
9. 颞下颌关节假性强直又称之为____________________。
10. 颞下颌关节成形术后开口训练维持时间为____________。

五、简答题

1. 颞下颌关节紊乱病的主要临床表现有哪些?
2. 颞下颌关节结构紊乱常见类型主要包括哪几类?
3. 简述急性颞下颌关节前脱位的临床表现。
4. 简述颞下颌关节强直的分类。

六、问答题

1. 论述颞下颌关节真性、假性强直的鉴别。
2. 请简要论述颞下颌关节急性前脱位的治疗。

复习题参考答案

一、名词解释

因关节及关节周围组织器质性病变造成渐进性开口困难或完全不能开口称为颞下颌关节强直。颞下颌关节强直可分为关节内强直、关节外强直和混合型强直。关节内强直有纤维性强直和骨性强直,关节外强直主要是由于关节周围瘢痕挛缩而导致开口受限。

二、选择题

A1 型选择题

1. B 2. B 3. A 4. B 5. E 6. D 7. D 8. D 9. C 10. C

B1 型选择题

1. A 2. D 3. B 4. C 5. E

三、判断题

1. F 2. T 3. T 4. F 5. F 6. T 7. T 8. T 9. T 10. T

四、填空题

1. 颞骨关节窝　关节盘　髁状突
2. 下颌运动异常　疼痛　弹响和杂音
3. 关节结构紊乱疾病类　关节炎性疾病类　骨关节病
4. 关节盘可复性移位　关节盘不可复性移位　关节囊扩张伴关节盘附着松弛
5. 破碎音
6. 向下向上
7. 急性前脱位　复发性脱位　陈旧性脱位
8. 真性强直　假性强直　混合性强直
9. 颌间挛缩或关节外强直
10. 6 个月以上

五、简答题

略

六、问答题

略

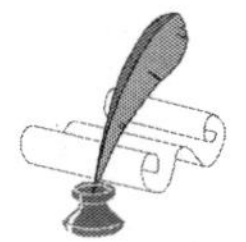

第十一章　唾液腺常见疾病

第一节　唾液腺炎症

案例 11-1

患者,男,68 岁,以左侧耳前区肿胀跳痛。发热 3 天为主诉入院,患者入院后查体示:精神状态不佳,精神委靡,面部左右不对称,左侧面部以左侧耳垂为中心肿胀明显,耳垂被抬起,局部皮肤发红,皮温较高,触压痛明显,可及波动感,界限不清,周缘质地较硬,左腮腺导管开口处红肿,有脓性分泌物排出。患者患糖尿病 25 年,最近 1 周其空腹血糖在 12mmol/L 左右, 检查发现:白细胞计数明显增高,中性粒细胞计数明显增高,空腹血糖 11.6mmol/L,体温 39.8℃,脉搏 98 次/分,呼吸 26 次/分。

问题

◆该患者是什么诊断?

◆诊断依据是什么?

◆鉴别诊断是什么?

◆需制定哪些治疗计划?

参考答案和提示

◆诊断　左侧急性化脓性腮腺炎。

◆诊断依据

1. 查体示　左侧面部以左侧耳垂为中心肿胀明显,局部皮肤发红,皮温较高,触压痛明显,可及波动感(炎症急性期的典型局部症状)。左腮腺导管开口处红肿,有脓性分泌物排出。

2. 病史　糖尿病 25 年,最近 1 周其空腹血糖在 12mmol/L 左右。

3. 实验室检查　白细胞计数明显增高,中性粒细胞计数明显增高,空腹血糖 11.6mmol/L,体温 39.8℃,脉搏:98 次/分,呼吸频率 26 次/分。

◆鉴别诊断

1. 流行性腮腺炎　由病毒所引起的传染病,多见于小儿,有接触传染史,常为双侧性。腮腺导管开口处无脓性分泌物。白细胞总数不高,分类中淋巴细胞比例增多。

2. 咬肌间隙感染　牙源性,有牙痛史,肿胀中心及压痛点位于下颌角,张口受限,腮腺导管口无红肿,分泌物清亮。

◆治疗计划　控制血糖,切开排脓,全身抗感染治疗,支持治疗。

临床思维:急性化脓性腮腺炎

【病因】

1. 细菌感染　为化脓性致病菌所引起,最常见的致病菌是金黄色葡萄球菌。

2. 机体抵抗力下降,全身及口腔的免疫能力减弱,如严重疾病(如急性传染病)或大手术后的患者。

3. 外伤或周围组织炎症的扩展、涎石、瘢痕挛缩。

【临床表现】

1. 全身表现　发病急骤。多数患者有高热、寒战、全身不适、白细胞增多等全身症状。少数患者由于机体状况衰竭,上述全身反应可不明显。

2. 局部表现

(1) 多发生于一侧,患侧腮腺区红肿明显,下颌后凹消失,耳垂上翘。

(2) 由于腮腺包膜致密,肿胀受到约束,内部压力增高故疼痛剧烈,触压痛明显。

(3) 有程度不等的张口受限。

(4) 患侧腮腺导管开口处红肿,有脓性分泌物排出。

(5) 由于筋膜分隔,脓肿常为多个、分散的小脓灶,故早期无典型的波动感。

(6) 炎症可向邻近间隙扩散。

【诊断】

1. 病史。

2. 典型临床表现。

【预防】

本病虽少见,但病情常较严重,应积极预防。对重病及大手术后的患者,应特别加强口腔护理,保持口腔卫生,鼓励咀嚼运动,给酸性饮料或食物刺激唾液分泌,增强冲洗自洁作用。

【治疗】

1. 针对发病原因　发病后要注意改善全身情况。对体质衰弱的重症患者,应维持机体的体液平衡,纠正电解质紊乱,必要时输少量新鲜血以增强机体抵抗力。

2. 选用有效抗生素　及早选用大剂量抗生素控制感染,内服、外敷中草药。

3. 切开引流

(1) 切开引流的指征:

1) 局部有明显的凹陷性水肿。

2) 局部跳痛、压痛明显,穿刺抽出脓液。

3) 导管口有脓液排除,全身感染中毒症状明显。

(2) 切开引流的方法:如脓肿形成,需做切开引流。切开时要注意防止损伤面神经。一般在耳屏前做切口,切开皮肤、皮下组织,暴露腮腺,用小血管钳沿面神经走行方向行钝性分离,对分散的小脓灶做多处引流。

案例 11-2

患者,男,45 岁,以左侧耳垂下反复肿胀 3 年为主诉入院。入院后查体示:面部左右略不对称,左侧腮腺区略有肿胀,局部皮肤不发红,皮温不高,触压痛不明显,界限不清,质地软,左腮腺导管开口处无红肿,未见脓性分泌物排出。患者幼时曾有流行性腮腺炎病史,3 年来左侧腮腺区反复肿胀,自服抗炎药物有所好转,但觉面部不对称,要求手术治疗。实验室检查未见明显异常。

问题

◆该患者是何诊断?

◆诊断依据是什么?

◆鉴别诊断是什么?

◆治疗计划是什么?

参考答案和提示

◆诊断 左侧慢性复发性腮腺炎。

◆诊断依据

1. 查体示 面部左右略不对称,左侧腮腺区略有肿胀,局部皮肤不发红,皮温不高,触压痛不明显,界限不清,质地软,左腮腺导管开口处无红肿,未见脓性分泌物排出。

2. 病史 左侧耳垂下反复肿胀 3 年为主诉,幼时曾有流行性腮腺炎病史。

◆鉴别诊断 与舍格伦综合征鉴别。

◆治疗计划

1. 增强抵抗力,防止继发感染,减少发作。

2. 对于反复发作、保守治疗无明显效果者,可以手术切除腮腺浅叶。

临床思维:慢性复发性腮腺炎

【病因】

1. 先天性发育不全。
2. 自身免疫功能异常。
3. 细菌逆行性感染。
4. 成人多为儿童复发性腮腺炎延期治愈而来。

【病理】

早期:导管系统病变;中期:导管周围炎症;晚期:腺小叶病变。

【临床表现】

1. 腮腺反复肿胀,患侧腮腺区皮肤轻度红肿。
2. 患侧腮腺导管开口处有脓性分泌物排出。
3. 复发间隔与年龄成反比。

【诊断】

1. 临床表现。

2. 造影　末梢导管呈点状、球状扩张，排空延迟，主导管与腺内导管无明显异常。

【鉴别诊断】

1. 儿童复发性腮腺炎与流行性腮腺炎鉴别。
2. 成人复发性腮腺炎与舍格伦综合征鉴别。

【治疗】

1. 增强抵抗力，防止继发感染，减少发作。
2. 对于反复发作、保守治疗无明显效果者，可以手术切除鳃腺浅叶。
3. 复发性腮腺炎具有自愈性。

案例 11-3

患者，男，40 岁，以右侧耳垂下反复肿胀 3 个月为主诉入院。入院后查体示：面部左右基本对称，右侧腮腺区略有肿胀，局部皮肤不发红，皮温不高，触压痛不明显，右腮腺导管开口轻微红肿，可见蛋清样分泌物排出。患者自述每次吃饭时右耳垂下开始肿胀，饭后约半小时肿胀即可消退，自服抗炎药物未见好转，近期肿胀明显，要求手术治疗。实验室检查未见明显异常。

问题

◆该患者是什么诊断？
◆诊断依据是什么？
◆鉴别诊断是什么？
◆治疗计划有哪些？

参考答案和提示

◆诊断　左侧慢性阻塞性腮腺炎。
◆诊断依据
1. 查体示　右腮腺导管开口轻微红肿，可见蛋清样分泌物排出。
2. 病史　自述每次吃饭时右耳垂下开始肿胀，饭后约小时肿胀即可消退。
◆鉴别诊断
1. 慢性复发性腮腺炎。
2. 舍格伦综合征继发感染。
1) 中年女性。
2) 口干、眼干及结缔组织病。
3) 造影见末梢导管点球状扩张，主导管出现特征性改变。
4) 组织病理不同。
◆治疗计划　去除局部病因，如无明显效果时手术切除患侧腮腺浅叶。

临床思维：慢性阻塞性腮腺炎

【病因】

1. 局部原因　如外伤、不良义齿、手术等。

2. 导管结石　异物阻塞。

【病理】

1. 导管扩张　主导管、叶间导管、小叶间导管均有扩张。

2. 浓缩分泌物潴留。

3. 腺泡萎缩。

【临床表现】

1. 男性略多于女性,中年好发。

2. 腮腺反复肿胀,多与进食有关,发作间隔与病情轻重有关。

3. 多为单侧　检查可见腮腺肿大,中等硬度,轻微压痛。导管口轻微红肿,有“雪花样”黏稠唾液。

4. 造影检查　可见腊肠样改变,主导管、叶间导管、小叶间导管有不同程度的扩张与萎缩。

【诊断】

1. 临床表现。

2. 腮腺造影　可见腊肠样改变,主导管、叶间导管、小叶间导管有不同程度的扩张与萎缩,部分伴有点状扩张。

案例 11-4

患者,女,55 岁,以“右侧颌下区反复肿胀疼痛 4 周”为主诉入院。患者诉 4 周前发现右侧颌下区肿胀,伴有轻微疼痛,自此口服抗炎药,略好转,但反复发作,发作常在进食后不久,如进食停止,肿胀疼痛可自行缓解,现来我院求治。查体:右侧颌下区轻度肿胀,颌下腺轻压痛,质硬,右侧颌下淋巴结可及 1 枚,肿大,活动,质地软,压痛明显,口内检查发现右侧舌下肉阜红肿,轻压有脓液溢出,双合诊发现沿右侧颌下腺导管走行可及一长圆形质地较硬肿物,不活动。X 线咬合片检查发现:右侧口底区可见一长圆形高密度影。

问题

◆诊断是什么?

◆诊断依据是什么?

◆鉴别诊断是什么?

◆治疗计划是什么?

参考答案和提示

◆诊断　右侧颌下腺涎石病伴慢性颌下腺炎。

◆诊断依据

1. 查体示　右侧颌下区轻度肿胀,颌下腺轻压痛,质硬,右侧舌下肉阜红肿,轻压有脓液溢出,双合诊发现沿右侧颌下腺导管走行可及一长圆形质地较硬肿物,不活动。

2. 病史　右侧颌下区反复肿胀疼痛 4 周,肿胀与进食有关。

3. 辅助检查　X 线咬合片检查示右侧口底区可见一长圆形高密度影。

◆鉴别诊断　舌下腺肿瘤、下颌下腺肿瘤、慢性硬化性颌下腺炎(Kuttner 瘤)、颌下淋巴结炎、下颌下间隙感染。

◆治疗计划

1. 病因治疗(摘除涎石)。
2. 对症支持治疗。
3. 轻型病例以口服排石汤和其他辅助药物为主。
4. 继发感染的病例应采用病原治疗、抗生素、支持与对症治疗等综合治疗措施。
5. 手术治疗　下颌下腺导管取石术、下颌下腺切除术。

临床思维:涎石病伴下颌下腺炎

【概述】

唾液腺导管或腺体内形成结石并引起一系列症状及病理变化时,称为涎石病,临床主要表现为阻塞症状,唾液腺肿大。本病不多见,中年人发病率高,男性发病率高。颌下腺涎石最为常见,腮腺次之,导管内的涎石较腮体内的涎石为多,大多为慢性炎症表现。少数病例可伴有胆道或尿路结石。

【病因】

1. 唾液腺结石可发生于唾液腺的导管或腺体内,90%以上发生于颌下腺。其形成机制尚未完全明了,一般认为是由于钙盐围绕脱落的上皮、细菌或异物沉积而成。

2. 颌下腺导管结石多发的原因

(1) 颌下腺导管长而弯曲,从后下行向前上,导管内唾液运行缓慢,易于淤滞浓缩,且导管口较粗大,异物进入导管而诱发涎腺结石,因此颌下腺导管结石与炎症较腮腺及舌下腺为多。

(2) 颌下腺为混合性腺体。

【临床表现】

1. 典型的唾液腺导管阻塞症状和病史　其特点是每次进食时,患侧腺体迅速肿胀、疼痛,进食后症状可逐渐减轻、消退。

2. 可扪及导管结石　用双手做口内外联合触诊时,可触及前端较大的结石。检查中应注意避免将结石向后方推移。

3. 并发炎症者　腺体肿痛、变硬,导管口红肿,有脓性分泌物溢出。

4. X 线或 B 超检查可显示结石影像。

【诊断】

1. 典型的唾液腺导管阻塞症状和病史。
2. 可扪及导管结石。
3. 并发炎症者　腺体肿痛,导管口红肿,有脓性分泌物溢出。
4. X 线或 B 超检查可显示涎石的形状和部位。

【预防】

预防的关键是多饮水，经常口服磁化水，防止涎石形成。有唾液腺导管阻塞症状时，可试服排石汤，进食酸性水果，促使唾液分泌，小的涎石有可能自行排出。已明确为导管结石者，应禁忌做唾液腺造影。有时应用碎石机粉碎颌下腺腺体及导管后段结石，能获得较好的疗效。

第二节　舍格伦综合征

案例 11-5

患者，女，56 岁，以"眼干、口干，左耳前肿物 1 年"为主诉入院。患者诉 1 年前发现左右侧面部不对称，左侧面部肿胀，以左侧耳前区明显，无疼痛；同时患者发现眼睛干涩无泪，并且口干，饮水较多，吞咽较为困难，未在意，逐渐加重，来院就诊。查体：左侧腮腺区肿大，弥漫性，质地较软，边界不清，无压痛，无粘连，表面光滑，导管口未见红肿，分泌物清亮。眼科检查示施墨试验 3mm。唾液流量检查：3ml/5min。唇腺活检结果为：浆细胞、淋巴细胞浸润，导管扩张。实验室检查：IgG、IgM、IgA 增高，抗 SS-A、抗 SS-B 抗体阳性，抗核抗体、类风湿因子阳性。左侧腮腺造影检查：导管扩张、排空功能降低。

问题

◆该患者是何诊断？

◆诊断依据是什么？

◆鉴别诊断是什么？

◆治疗计划是什么？

参考答案和提示

◆诊断　舍格伦综合征。

◆诊断依据

1. 查体　左侧腮腺区肿大，弥漫性，质地较软。施墨试验 3mm。唾液流量检查：3ml/5min。唇腺活检结果为浆细胞、淋巴细胞浸润，导管扩张。

2. 病史　眼干、口干、左耳前肿物 1 年。

3. 辅助检查　左侧腮腺造影检查：导管扩张、排空功能降低。

◆鉴别诊断　慢性复发性腮腺炎。

◆治疗计划　主要为对症治疗。

临床思维：舍格伦综合征

【概念】

本病是一种自身免疫性疾病，其特征表现为外分泌腺的进行性破坏，导致黏膜和结膜干燥，并伴有各种自身免疫性疾病。

1. 原发性舍格伦综合征　病变局限于唾液腺、泪腺等外分泌腺，临床上主要表现为口、眼等黏膜干燥。

2. 继发性舍格伦综合征　除原发性疾病特征外，同时伴有类风湿关节炎等结缔组织病。

【病因】

1. 免疫系统的先天性异常　如自发性 B 细胞活化、T 细胞异常。

2. 病毒性疾病　病毒感染，改变细胞表面的抗原性，引发获得性免疫反应，激活 B 细胞，产生抗体，引起炎症反应。

3. 前两种原因共同作用的结果。

【病理】

腺实质萎缩，淋巴细胞浸润，肌上皮岛形成。

【临床表现】

1. 本病好发于中年以上女性(90%发生于中年妇女)，病程缓慢。

2. 涎腺肿大　以腮腺为主的大涎腺及泪腺对称性肿大。个别可发生在单侧或呈类肿瘤样变；或有类似慢性腮腺炎的反复肿胀。

3. 口干，唾液流量减少。口腔黏膜色红，口角、唇黏膜产生皲裂，舌质红、乳头萎缩、重者可致吞咽困难，龋病发生率增加。

4. 眼干，角、结膜充血，有异物感、灼热感，可伴视力下降。

5. 50%以上病例伴有类风湿关节炎症状，或伴有红斑狼疮、硬皮病、多发性肌炎等结缔组织疾病。

6. 舍格伦综合征还可累及其他外分泌腺，如鼻腔、咽、食管等部位黏液腺受累，出现鼻腔干燥 、声哑、吞咽困难等；下呼吸道受累表现为慢性支气管炎或间质性肺炎；汗腺、皮脂腺受累导致皮肤干燥、萎缩等。

7. 泌尿生殖系统也可受累，导致肾小管功能不全，20%患者可发生肾小管酸性中毒。舍格伦综合征也可以累及神经、肌肉、血管，并发神经炎、重症肌无力、肌炎、动脉炎、雷诺现象，也可并发肝脾大等。

【诊断】

1. 根据临床特征。

2. 实验室检查

(1) 施墨实验：检查泪腺分泌功能。

(2) 四碘四氯荧光素染色：用于检查角膜上皮干燥，又名“玫瑰红”染色。

(3) 唾液流量测定：如少于 3ml/3min，则可以诊断。

(4) 唾液腺造影：涎腺造影表现为末梢涎腺导管扩张，呈“树上结果”样变；主导管呈羽毛状改变。排空片示排空功能明显减退。

(5) 核素功能检测：^{99m}Tc 扫描检查，表现为涎腺聚集值明显降低。

(6) 实验室检查：血沉加快，免疫球蛋白升高，类风湿因子及抗核抗体可呈阳性。

(7) 唇腺活检：局灶性淋巴细胞浸润具有临床诊断价值。

【治疗】

主要为对症治疗

1. 眼干可用0.5%~1%甲基纤维素滴眼。口干可用2%甲基纤维素生理盐水餐前涂于口腔黏膜,或用含甘油的漱口水。

2. 多发性、全身症状严重者,可用化疗药与激素药物。

(1) 泼尼松片,5~10mg,每日3次,口服2周为1疗程。

(2) 环磷酰胺,200mg,每周2次,静脉注射2周为1疗程。

(3) 左旋咪唑,50mg,每日3次,每周连服3天,停4天,4周为1疗程。

(4) 胸腺肽,8mg,皮下或肌内注射,每周2次,3个月为1疗程。

3. 中医药养阴生津治疗。

4. 单发性类肿瘤型者,可行保留面神经手术治疗。

第三节　唾液腺黏液囊肿

案例 11-6

患者,女,21岁。主诉:发现右侧颌下区无痛性肿物3个月余。现病史:患者诉3个月前无意间发现双侧颌下区不对称,右侧颌下区可及质地柔软肿物,无疼痛,渐增大至今,增长速度较缓慢,无消长史,亦无其他不适,现求治。检查:左右侧颌下区不对称,右侧颌下区饱满,皮肤颜色,温度正常,可于右侧颌下区扪及一3cm×5cm肿物,质软,可压缩,囊性感,界限不清,穿刺抽出清亮、黏稠内容物,体位移动试验阴性,透光试验阴性。B超示右侧颌下区液性暗区,与右侧颌下腺关系密切。口内检查:双侧舌下及口底区未见明显异常。

问题

◆该患者是何诊断?

◆诊断依据是什么?

◆鉴别诊断是什么?

◆治疗计划是什么?

参考答案和提示

◆诊断　右侧舌下腺囊肿口外型。

◆诊断依据

1. 病史　发现右侧颌下区无痛性肿物3月余。

2. 查体示　右侧颌下区饱满,皮肤颜色、温度正常,可查及于右侧颌下区一3cm×5cm肿物,质软,可压缩,囊性感,界限不清,穿刺抽出清亮、黏稠内容物,体位移动试验阴性,透光试验阴性。

3. 辅助检查　B超示右侧颌下区液性暗区,与右侧颌下腺关系密切。

◆鉴别诊断　颌下区囊性水瘤。

◆治疗计划　手术摘除舌下腺和囊肿。

案例 11-7

患者,女,13 岁。主诉:左口底无痛性泡状物 8 月余。现病史:患者约 8 个月前无意间发现左侧口底长一透亮泡状肿物,约蚕豆大小,较软,曾经咬破后变小,之后再度长大,来院求治。检查:左侧口底舌下腺区,可查及一约 1cm×1.5cm 肿物,囊状,内有液状内容物,柔软,触之有轻度疼痛感,不活动。

问题

◆该患者是何诊断?

◆诊断依据是什么?

◆鉴别诊断是什么?

◆治疗计划是什么?

参考答案和提示

◆诊断　左侧舌下腺囊肿单纯型。

◆诊断依据

1. 病史　左口底无痛性泡状物 8 月余。

2. 查体示　左侧口底舌下腺区,可查及一约 1cm×1.5cm 肿物,囊状,内有液状内容物,柔软,触之有轻度疼痛感,不活动。

◆鉴别诊断　口底皮样囊肿。

◆治疗计划　手术摘除舌下腺和囊肿。

临床思维:舌下腺囊肿

【病因病理】

1. 外渗性黏液囊肿　占 80%,病因是导管破裂,黏液进入组织间隙。病理主要表现为黏液性肉芽肿或充满黏液的假囊,无上皮衬里。

2. 潴留性黏液囊肿　导管系统的部分阻塞。

病理主要表现为:上皮衬里,潴留的黏液团块,结缔组织包膜。

【临床分型】

临床表现可分为 3 型:

1. 单纯型

(1) 囊肿多位于舌系带一侧,亦可超过中线在对侧口底同时隆起。当囊肿发展很大时,可以引起吞咽、语言或呼吸困难。

(2) 囊壁薄,透过黏膜可见呈淡蓝色、半透明状的囊性肿块隆起,触诊柔软。

(3) 囊肿增大后可自行破裂,流出黏液而消退,但反复发作。

2. 口外型

在口底无明显囊肿隆起,而主要表现为颌下区的囊性肿块。

3. 哑铃型

口内口外均可以见到明显的肿块。

【诊断与鉴别诊断】

1. 诊断　根据临床表现及辅助检查可予以诊断。

2. 鉴别诊断

(1) 口底皮样囊肿:囊内含半固体的皮脂性分泌物,肿物表面颜色与正常黏膜相似,无淡蓝色。

(2) 下颌下区囊性水瘤:囊液清亮,内有淋巴细胞。

【治疗】

1. 手术治疗　手术摘除舌下腺和囊肿。如囊肿已伸入颌下者,除摘除舌下腺和囊肿外,颌下区囊肿如无法完整摘除,应抽尽内容物后做加压包扎,不必做口外颌下区切口。

2. 保守治疗　硬化治疗、微波治疗等。

第四节　唾液腺肿瘤

案例 11-8

患者,男,45 岁。主诉:左耳前无痛性肿物 6 月余。现病史:患者诉 6 月前发现左耳屏前长一黄豆大小肿物,无痛,并无其他不适,未在意,现发现该肿物渐变大,求治。检查:面部左右对称,左侧耳屏前腮腺区可查及一扁圆形肿物,2cm×3cm,活动度良好,无粘连,界限清楚,无压痛,表面皮肤色温正常,有结节感。

问题

◆该患者是何诊断?

◆诊断依据是什么?

◆鉴别诊断是什么?

◆治疗计划是什么?

参考答案和提示

◆诊断　左腮腺多形性腺瘤。

◆诊断依据

1. 病史　左耳前无痛性肿物 6 个月余。

2. 查体示　左侧耳屏前腮腺区可查及一扁圆形肿物,2cm×3cm,活动度良好,无粘连,界限清楚,无压痛,表面皮肤色温正常,有结节感。

◆鉴别诊断

1. 涎腺恶性肿瘤　与低度恶性肿瘤早期不易鉴别,可根据有无生长加快、变硬、固定、面瘫、溃疡等相鉴别。

2. 淋巴结核　主要根据病史中有无急性发作史,应用抗结核药物是否有效鉴别。

3. 第一颈椎横突肥大　可在乳突前方触及,但硬而固定,可借张口后前位 X 线片见到其突向乳突尖和下颌升支后缘。

◆治疗计划　手术治疗。

临床思维：多形性腺瘤

【概念】

由肿瘤上皮样组织、黏液样组织或软骨样组织组成，形态多样，故又名混合瘤。

【临床特点】

1. 多见于青壮年，男女无明显差异。

2. 好发于腮腺，其次为腭部小涎腺及颌下腺，其他部位如唇、舌、腭黏膜等口腔黏膜唾液腺较少见。舌下腺多形性腺瘤罕见。

3. 肿瘤生长缓慢，病程大多在5~10年之间，但也有长达20~30年。

4. 无自觉症状，可长期无明显变化，但可在短期内增大变快。

5. 表面皮肤破溃等症状。

6. 肿瘤呈圆形或卵圆形实质肿块，直径2~5cm，表面光滑，或呈结节状，质中或偏硬，边界清楚，无粘连可推动。

7. 腭部小涎腺多形性腺瘤多位于硬软腭交界处，肿瘤基底活动度差，不易推动，表面黏膜可因食物摩擦出现糜烂或浅溃疡。

【病理学特点】

由肿瘤性上皮组织和黏液样或软骨样间质所组成，根据其成分比例可分为细胞丰富型和间质丰富型。

【复发原因】

1. 包膜不完整，或在包膜中有瘤细胞，甚至在包膜以外的腺体组织中也可有瘤细胞存在。

2. 肿瘤的包膜与瘤体之间的黏着性差，容易与瘤体相分离，如果采用剜除术，则包膜很容易残留。

【治疗】

1. 涎腺多形性腺瘤不应做术前切取活组织检查，应在术中做冷冻切片明确病理诊断。

2. 术中需注意不要切破包膜，更不要做分块切除，以免肿瘤细胞种植引起术后复发。

3. 腮腺多形性腺瘤手术

(1) 行保留面神经腮腺浅叶切除术，术中不要损伤面神经各分支。

(2) 位于深叶者行保留面神经全腮腺切除术。深叶肿瘤向软腭、咽侧壁隆起者，不应经口内切除，应行保留面神经腮腺切除术，并通过下颌骨升支前移完整切除肿瘤；或暂时切断升支作为进路切除肿瘤，术后将升支重新复位、固定。

4. 颌下腺多形性腺瘤行包括颌下腺的颌下三角清扫术。

5. 小唾液腺多形性腺瘤应在肿瘤外线 0.5cm 处连同表面黏膜一并切除。

6. 复发性多形性腺瘤应将切口瘢痕，周围皮下组织，以及含有肿瘤结节的肌肉、残留腺体全部切除，如无恶变应尽力保留面神经各分支，确实无法保留者，应同期行神经吻合或移植，以重建面神经功能。

7. 如有恶性变，应按恶性肿瘤的治疗原则处理。

案例 11-9

患者，男，68 岁，主诉：右侧耳垂下无痛性肿物 2 年余。现病史：患者诉 2 年前发现右侧耳垂下长一扁圆形肿物，蚕豆大小，无痛，缓慢长大，且有时大时小情况，活动良好，一直未予治疗。患者吸烟 30 余年。检查：右侧耳垂下可查及一 3cm×1cm 扁圆形肿物，界限清楚，无压痛，活动度佳，质地中等。手术中见肿物紫红色，扁圆形，位于腮腺浅叶，切开见剖面实性、部分囊状改变。

问题

◆该患者是何诊断？

◆诊断依据是什么？

◆鉴别诊断是什么？

◆治疗计划是什么？

参考答案和提示

◆诊断　右腮腺沃辛瘤。

◆诊断依据

1. 病史　右侧耳垂下无痛性肿物 2 年余，肿物有消长史，患者有吸烟史。

2. 查体示　右侧耳垂下可查及一 3cm×1cm 扁圆形肿物，界限清楚，无压痛，活动度佳，质地中等。

3. 手术中见肿物紫红色，扁圆形，位于腮腺浅叶，切开见剖面实性、部分囊状改变。

◆鉴别诊断　多形性腺瘤、皮样或表皮样囊肿。

◆治疗计划　手术治疗。

临床思维：腮腺沃辛瘤

沃辛瘤又名腺淋巴瘤（adenolymphoma）或乳头状淋巴囊腺瘤（papillary cystadenoma lymphomatosum）。

【临床表现】

1. 多见于中老年（40~70 岁）男性患者，男与女之比约为 5∶1。

2. 患者常有吸烟史。

3. 好发于腮腺，尤见于下极部位；发生于颌下腺者极少见。

4. 病程发展慢，进行性增大，但可有轻微的时大时小变化，有消长史，无自觉症状。

5. 肿瘤囊变或伴发炎症时可明显增大。

6. 可为双侧性，或在同侧腮腺内及附近颈部呈多个肿瘤结节。

7. 呈圆形或长圆形肿块，表面光滑或略呈分叶状，质软，可有波动感，肿瘤与周围腺体组织边界不清。

8. 术中可见肿瘤呈紫褐色，有囊腔，含干酪样或黏稠液体。

9. ^{99}Tc 核素扫描为热结节。

【病理改变】

1. 大体形态　腺淋巴瘤体积一般不大，直径一般在 3～4cm。肿瘤表面光滑，常呈轻度分叶，有完整纤薄的包膜，呈圆形或卵圆形，较软，可压扁，有时呈囊性感。切面大部分呈实性，似干酪样，灰白色，质地均匀。部分呈囊性，常见棕色较清的黏液样、胶胨样或乳汁样物质由囊内流出。

2. 镜检　肿瘤由上皮和淋巴样组织组成。上皮成分形成不规则的大腺管或囊腔，并有乳头突入管腔，腺腔内含红染物质，有时见有胆固醇结晶裂隙或少量炎性细胞。上皮细胞排列成双层，内层为高柱状细胞，具有颗粒状、嗜伊红的细胞质；外层细胞呈立方、多角或圆形，核空泡状，淡染，可见核仁。腺管上皮细胞无异型性。有时可见上皮细胞呈鳞状化生，偶见黏液细胞、皮脂腺细胞和纤毛柱状上皮细胞。上皮细胞也可排成实性团块。间质中除有一些纤维结缔组织外，尚有许多淋巴细胞密集排列成大小不等的团块，或形成具有生发中心的淋巴滤泡。

3. 生物学特点　腺淋巴瘤生长缓慢，瘤体一般不大，极少有直径超过 10cm 者。文献报道局部复发率为 5.5%～12.2%，但 Evans 等认为，所谓复发，并不是原来的病变可生长，而是具有多灶性的特点，在同一腮腺内可有 1 个以上的肿瘤，也有双侧同时发生者。肿瘤癌变者极少。

【治疗】

1. 保留面神经腮腺浅叶或部分腮腺切除术。

2. 术中应将腺体内及其附近颈部肿大淋巴结一并摘除。

3. 术中冷冻切片明确病理诊断病灶以及所摘除的肿大淋巴结是否为多发的腺淋巴瘤。

【预后】

腺淋巴瘤手术切除能够治愈。

案例 11-10

患者，女，58 岁。主诉：左耳前区肿物伴疼痛 6 年余。现病史：患者诉 1 年前发现发现左侧耳前区长一肿物，如杏核大小，渐增大，伴有疼痛感，亦出现左侧眼睑闭合不全，左侧口角歪斜，求治。检查：左耳前区可触及一约 3cm×4cm 肿物，质地较硬，不活动，与周围组织粘连，皮温不高，触之疼痛明显，界限不清。左侧颌下可及 2 枚肿大淋巴结，活动可，压痛，界尚清。左侧眼睑闭合不全，左侧口角歪斜。局部皮肤发红接近破溃。行手术治疗，病理学检查为黏液表皮样癌。

问题

◆该患者的可能诊断是什么？

◆诊断依据是什么？

◆鉴别诊断是什么？

◆治疗计划是什么？

参考答案和提示

◆诊断　左腮腺黏液表皮样癌。

◆诊断依据

1. 病史　左耳前区肿物伴疼痛6年余。

2. 查体示　左耳前区可触及一约3cm×4cm肿物，质地较硬，不活动，与周围组织粘连，皮温不高，触之疼痛明显，界限不清。颌下淋巴结肿大，左侧眼睑闭合不全，左侧口角歪斜。

3. 病理学检查　黏液表皮样癌。

◆鉴别诊断　恶性多形性腺瘤、腺样囊性癌。

◆治疗计划　手术治疗+放疗+化疗。

临床思维：黏液表皮样癌

【临床特点】

1. 多见于中年女性，好发于腮腺，其次是腭腺、下颌下腺、小唾液腺。

2. 病史较长，缓慢增大，病程可达2~5年，临床表现与多形性腺瘤相似。

3. 低度恶性好发于腮腺；中度恶性多见于腭部小唾液腺和颌下腺；高度恶性少见，也多见于腮腺，病史短，发展快，临床表现与其他高度恶性肿瘤一样，可早期出现疼痛、面瘫等症状。

4. 腮腺低度和中度恶性黏液表皮样癌肿块位于耳前或耳垂周围，或下颌骨后凹部位，质地偏硬，与周围组织轻度粘连，活动度较小，增大后可出现囊性感，穿刺可获黏液性液体，极少发生颈部淋巴结转移。

5. 颌下腺低度和中度恶性黏液表皮样癌肿块位于颌下三角区，口底双合诊可触及肿块位于腺体内，质偏硬，活动度较差。

6. 腭部小涎腺黏液表皮样癌肿块位于腭黏膜下，表面黏膜完整，并可见有扩张毛细血管，黏膜下可呈淡蓝色，颇似黏液囊肿或血管瘤。

7. 高度恶性黏液表皮样癌肿块质地偏硬，固定，发生于腮腺者可固定于下颌骨升支和咬肌，颌下腺者则在颌下三角可触及固定肿块，表面皮肤可发生破溃，并可累及神经出现面神经或舌下神经麻痹，颈部可出现肿大淋巴结。

【治疗】

1. 低度和中度黏液表皮样癌

（1）腮腺行全腮腺切除，面神经分支累及者应予切除，并做神经吻合或移植以重建面神经功能。

(2) 颌下腺行颌下三角清扫术。

(3) 舌下腺和小涎腺行肿块、舌下腺和表面黏膜及周围组织的整块切除。

(4) 颈部淋巴结证实有转移者做治疗性预淋巴根治性切除术;未触及肿大淋巴结者定期随访,不做预防性颈淋巴根治术。

2. 高度恶性黏液表皮样癌

(1) 手术为主,结合术前、术后的化疗和放疗的综合治疗。

(2) 手术为根治性手术:腮、颈联合根治术,颈淋巴根治性切除术等。

案例 11-11

患者,女,30 岁。主诉:发现腭部肿物伴疼痛半年余。现病史:患者诉发现腭部长一肿物,已近半年余,伴有疼痛感,渐加重。检查:腭部可见一约 1.5cm×2cm 肿物,较扁平,质地中等偏硬,不活动,与周围组织粘连,触之疼痛明显,界限尚清。行手术治疗,术中快速冷冻报告示:腺样囊性癌。

问题

◆是何诊断?

◆诊断依据是什么?

◆鉴别诊断是什么?

◆治疗计划是什么?

参考答案和提示

◆诊断　腭部腺样囊性癌。

◆诊断依据

1. 病史　发现腭部肿物伴疼痛半年余。

2. 查体示　腭部可见一约 1.5cm×2cm 肿物,较扁平,质地中等偏硬,不活动,与周围组织粘连,触之疼痛明显,界限尚清。

3. 快速冷冻报告示　腺样囊性癌。

◆鉴别诊断　恶性多形性腺瘤、黏液表皮样癌。

◆治疗计划　手术治疗+放疗+化疗综合治疗。

临床思维:腺样囊性癌

腺样囊腺癌(adenoid cystic carcinoma),过去称之为圆柱瘤(cylindroma),常见于腭部小涎腺及腮腺,其次是颌下腺,发生于舌下腺的肿瘤多为腺样囊性癌。

【临床病理特点】

1. 肿瘤发展较为缓慢,病程可达 2~3 年。

2. 可沿血管神经扩展,早期出现疼痛、神经受累症状,晚期患者疼痛更为剧烈。

3. 多有血行转移,转移率高达 40%,最常见是肺转移。

4. 复发病例往往在检出前即已有明显但查不出病因的明显疼痛症状。

5. 有远处转移癌,即使是肺转移者,生存期仍可较长,甚至可长达数年之久。

6. 肿瘤浸润性极强:可累及周围软组织、骨及血管神经束。发生于腮腺者常固定于下颌骨升支和咬肌。颌下腺肿瘤固定于颌下三角,晚期可与下颌骨、口底粘连形成巨大肿块。

7. 肿块质地中等偏硬,可累及皮肤引起破溃。

8. 颈淋巴转移率很低,但舌根部腺样囊腺癌转移率较高,可以考虑做选择性颈淋巴清扫术。

9. 肿瘤细胞可以沿骨髓腔浸润。

【治疗】

以手术为主。

1. 腮腺　全腮腺切除,切除范围要广泛,面神经一般不予保留,且须追踪切除神经束至切端冷冻切片证实肿瘤阴性为止。

2. 颌下腺　颌下三角清扫。舌神经、舌下神经贴近肿瘤者亦应追踪切除组织病理结果。

3. 舌下腺　半侧或全口底广泛根治性切除。可用各种皮瓣修复口底缺损。

4. 腭部小涎腺　上颌骨部分切除术。

5. 术后可行补充放射治疗,单纯放疗不能达到根治。

6. 对于有远处转移的病例,如果原发灶可以根治,仍然可以采用手术治疗。

复　习　题

问答题

1. 试述涎石病的临床表现。
2. 简述颌下腺多发涎石病的原因。
3. 舍格伦综合征的临床表现有哪些?
4. 腮腺混合瘤复发的原因有哪些?
5. 腺样囊性癌的临床病理特点是什么?

复习题参考答案

问答题

略

第五节　唾液腺常见疾病诊疗规范

腮腺多形性腺瘤(混合瘤)诊疗流程图:

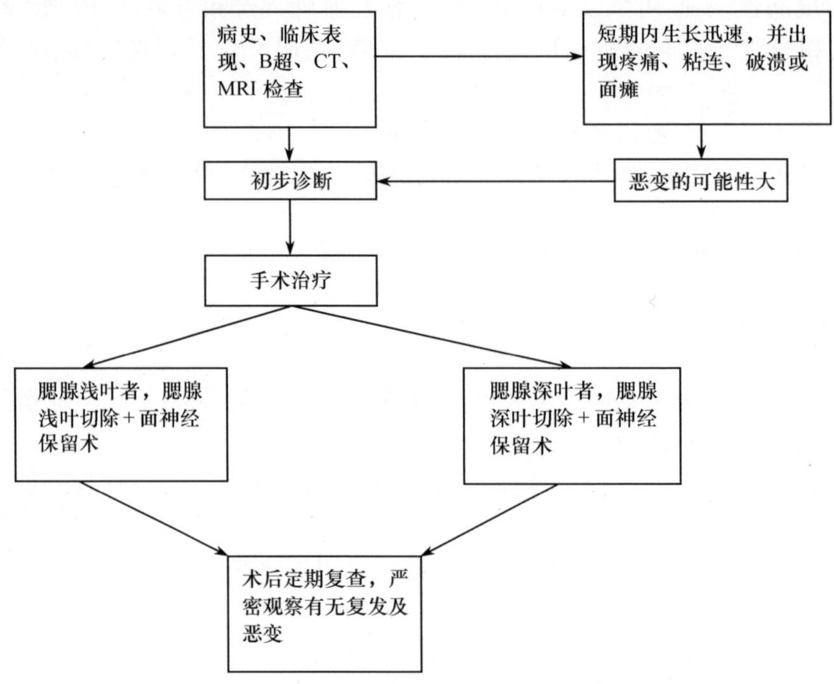
病史、临床表现、B超、CT、MRI 检查
短期内生长迅速，并出现疼痛、粘连、破溃或面瘫
初步诊断
恶变的可能性大
手术治疗
腮腺浅叶者，腮腺浅叶切除+面神经保留术
腮腺深叶者，腮腺深叶切除+面神经保留术
术后定期复查，严密观察有无复发及恶变

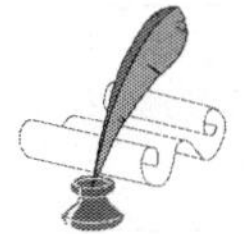

第十二章　口腔颌面部肿瘤

第一节　口腔颌面部囊肿

案例 12-1

患者,男,35 岁,以“左面颊部肿物 2 年溃烂 3 天”为主诉就诊。现病史:患者诉 2 年前其左侧面颊部长一蚕豆大小肿物,缓慢长大至今,无疼痛、瘙痒及其他不适,3 天前该肿物表面皮肤发红并溃烂,有脓性内容物溢出。患者诉皮肤溃烂前其肿物表面皮肤可见一小黑点。体格检查:全身检查未见异常。患者左侧面颊部可查及一约 1.5cm×1.5cm 肿物,边界清楚,不活动,表面皮肤溃烂及周缘皮肤发红,有乳白色内容物流出,有触压痛。

问题

◆是何诊断?

◆诊断依据是什么?

◆鉴别诊断是什么?

◆治疗计划怎样?

参考答案和提示

◆诊断　右面部皮脂腺囊肿并发感染。

◆诊断依据

1. 病史　左面颊部肿物 2 年溃烂 3 天。

2. 查体　左侧面颊部可查及一约 1.5cm×1.5cm 肿物。边界清楚,不活动,表面皮肤溃烂及周缘皮肤发红,有乳白色内容物流出,压痛。

◆鉴别诊断　疖、痈、鳞癌。

◆治疗计划　右面部皮脂腺囊肿摘除术。

临床思维:皮脂腺囊肿

皮脂腺囊肿(sebaceous cyst),俗称“粉瘤”,主要是由于皮脂腺排泄管阻塞,皮脂腺囊状上皮被逐渐增多的内容物膨胀而形成的潴留性囊肿。囊内为白色凝胶状皮脂腺分泌物。

【临床表现】

面部大小不等的肿物,与皮肤粘连,中央可有一小色素点。生长缓慢,圆形或类圆形,边界清，质地较软，无痛，可伴发感染。

【治疗】

在局部麻醉下手术切除。沿颜面部皮纹方向做梭形切口，应切除包括与囊壁粘连的皮肤。

案例 12-2

患者，男，29 岁，以“颏下无痛性肿物渐增大 1 年”为主诉就诊。现病史：患者诉 1 年前无意间发现有双下巴，可触及颏下有一约蚕豆大小肿物，质软，无疼痛、瘙痒及其他不适，自行抗感染治疗无效。缓慢长大至今，现觉偶有吞咽不适，夜晚睡觉打鼾日渐明显。体格检查：全身检查未见异常。患者颏下可查及一 2cm×1.5cm 类圆形肿物，边界清楚，不活动，质软，触诊似面团感。口内查体可见颏下肿物向舌下发展，舌体略抬高。

问题

◆是何诊断？

◆诊断依据是什么？

◆鉴别诊断是什么？

◆如何治疗？

参考答案和提示

◆诊断　口底皮样、表皮样囊肿。

◆诊断依据

1. 病史　颏下无痛性肿物渐增大 1 年，夜晚睡觉打鼾日渐明显。

2. 查体　颏下可查及一 2cm×1.5cm 类圆形肿物，边界清楚，不活动，质软，触诊似面团感。口内查体可见颏下肿物向舌下发展，舌体略抬高。

◆鉴别诊断　脂肪瘤、囊性水瘤。

◆治疗　手术切除。

临床思维：皮样或表皮样囊肿

皮样囊肿（dermoid cyst）是由胚胎发育时期遗留于组织中的上皮发展而来；表皮样囊肿（epidermoid cyst）主要是因损伤、手术使上皮细胞植入而形成。

【临床表现】

多见于儿童及青少年。皮样囊肿好发于口底、颏下，表皮样囊肿好发于眼睑、额、鼻、眶外侧壁、耳下等部位。多生长缓慢，圆形，境界清，表面皮肤光滑，质软，触诊似面团感，与周围组织、皮肤、黏膜无粘连。发生在口底诸肌以上者，多向口内发展，口底肿物增大时后推舌体，言语、吞咽、呼吸可能会受影响；发生在口底诸肌以下者，多向颏部发展。穿刺可抽出乳白色豆渣样分泌物，有时可见毛发。

【治疗】

手术摘除。

案例 12-3

患者，男，21 岁，以“颈部正中肿物渐增大 6 个月”为主诉就诊。现病史：患者自述半年前无意间发现颈部正中有一肿物，质软，无不适感，渐增大，抗感染治疗无效，就诊。体格检查：全身检查未见异常。患者颈部正中舌骨下方可及一约 1.5cm×2.0cm 类圆形肿物，边界清楚，活动，压痛不明显，质地中等偏软，患者伸舌时颈部肿物随着伸舌运动而上下活动，穿刺可见清亮的黄色液体。

问题

◆是何诊断？

◆诊断依据是什么？

◆鉴别诊断是什么？

◆治疗计划是什么？

参考答案和提示

◆诊断　甲状舌管囊肿。

◆诊断依据

1. 病史　颈部正中肿物渐增大 6 个月。

2. 查体　颈部正中舌骨下方可及一约 1.5cm×2.0cm 类圆形肿物，边界清楚，活动，压痛不明显，质地中等偏软，随着伸舌运动而上下活动，穿刺可见清亮的黄色液体。

◆鉴别诊断　皮样表皮样囊肿。

◆治疗计划　手术摘除。

临床思维：甲状舌管囊肿

甲状舌管囊肿（thyroglossal tract cyst）：胚胎至第 6 周时，甲状舌管自行消失，在起始点处仅留一浅凹即舌盲孔。如甲状舌管不消失，则残存上皮分泌物聚集，形成先天性甲状舌管囊肿。

【临床表现】

多见于 1～10 岁，成年人亦可见。好发于颈部正中，自舌盲孔至胸骨切迹间的任何部位，但以舌骨上下常见。囊肿生长缓慢，呈圆形，质软，境界清，与周围组织及皮肤无粘连。与舌骨体之间可扪及坚韧条索与舌骨粘连，可随吞咽、伸舌而移动。穿刺可抽出透明、微混浊的黄色稀薄或黏稠性液体。对因感染的原因所致甲状舌管瘘，需行碘油造影明确其瘘管行径。

【治疗】

手术应彻底切除囊肿及瘘管，否则易复发。手术的关键是除囊肿或瘘管外，一般应将舌骨中份一并切除。

案例 12-4

患者,女,27 岁。主诉:右侧颈部肿物 1 年,增大 4 个月。现病史:1 年前,患者无意中触及右颈上部有一黄豆样肿物,因无症状,未引起注意,以后逐渐增大。4 个月前,患者咽部发炎,该肿物迅速长大,感觉不适,来我院就诊。体格检查:全身检查未见异常。右颈上部明显隆起,表面皮肤色泽正常,上界起自右耳垂下,下至甲状软骨上缘平面,前界下颌后缘,后界达胸锁乳突肌后缘,大小约 4.5cm×3.5cm;肿物活动良好,无压痛,质软,边界不太清楚。穿刺抽出黄色清亮的液体。

问题

◆是何诊断?

◆诊断依据是什么?

◆鉴别诊断是什么?

◆治疗计划是什么?

参考答案和提示

◆诊断　右颈部鳃裂囊肿(第二鳃裂)。

◆诊断依据

1. 病史　右侧颈部肿物 1 年,增大 4 个月。

2. 查体　右颈上部明显隆起,表面皮肤色泽正常,大小约 4.5cm×3.5cm,肿物活动度良好,无压痛,质软,边界不太清楚,穿刺抽出黄色清亮的液体。

◆鉴别诊断　颈淋巴结炎、淋巴结结核。

◆治疗　右颈部鳃裂囊肿切除术。

临床思维:鳃裂囊肿

鳃裂囊肿(branchial cleft cyst):多数认为由胚胎鳃裂残余组织形成。

【临床表现】

好发于 20~50 岁。来源于第一鳃裂的常位于下颌角以上及腮腺区;来源于第二鳃裂的多位于肩胛舌骨肌水平以上,胸锁乳突肌上 1/3 前缘附近最为常见;来源于第三、四鳃裂的多位于颈根区。囊肿大小不定,生长缓慢,表面光滑。患者多无自觉症状,穿刺可抽出黄色或棕色、清亮、含或不含胆固醇的液体。囊肿穿破后可以长期不愈,形成鳃裂瘘。

【治疗】

手术彻底切除,如遗留残存组织,可导致复发。

第二节　颌 骨 囊 肿

案例 12-5

患者,女,20 岁。主诉:左下颌骨膨隆,牙齿松动半年余。现病史:发现左侧下颌骨渐膨隆,伴有左侧下颌牙齿松动渐加重,但无自发痛及压痛,至今已半年余,求治。查体:左侧下颌骨膨隆,无压痛,扪诊有乒乓球感,左侧下颌 6、7、8 松动Ⅱ°,舌侧膨胀明显,咬合关系基本正常。穿刺可见白色黏稠角化物。影像学检查:左侧下颌骨体部至下颌升支部可见一边界清楚的低密度影,边缘整齐。左下 6、7、8 根尖呈截根样吸收。

问题

◆是何诊断?

◆诊断依据是什么?

◆鉴别诊断是什么?

◆治疗计划是什么?

参考答案和提示

◆诊断　左下颌骨角化囊肿。

◆诊断依据

1. 病史　左下颌骨膨隆,牙齿松动半年余。

2. 查体　左侧下颌骨膨隆,无压痛,扪诊有乒乓球感,左侧下颌 6、7、8 松动Ⅱ°,舌侧膨胀明显,咬合关系基本正常。穿刺可见白色黏稠角化物。

3. 影像学检查　左侧下颌骨体部至下颌升支部可见一边界清楚的低密度影,边缘整齐。左下 6、7、8 根尖呈截根样吸收。

◆鉴别诊断　成釉细胞瘤。

◆治疗计划　左下颌骨角化囊肿摘除术。

临床思维:角化囊肿

角化囊肿(keratocyst)发生于原始的牙胚或牙板残余。

【临床表现】

1971 年,世界卫生组织把该囊肿作为始基囊肿的同义词,但不能解释角化囊肿含牙率较高;好发于下颌第三磨牙区及下颌支部,生长缓慢,骨质膨隆可造成面部畸形;骨质变薄,可扪及乒乓球感、波动感,可有羊皮纸脆裂声。角化囊肿内容物可见黄、白色角蛋白样物质。

【治疗】

主要采用手术摘除囊肿。角化囊肿按一般处理复发率约为 13. 7%~62. 5%,并且有癌变的可能。因此,囊腔骨壁应加用 50%氯化锌涂抹或液氮冷冻处理。已无法保留的病变下颌骨且范围较大者,应行切除植骨。

第三节 瘤样病变及良性肿瘤

案例 12-6

患者,男,43岁。主诉:左侧下颌牙龈及左面部渐膨大4年。现病史:4年前患者左侧下颌后牙牙龈处出现无痛性膨大,较硬,以后膨大范围逐渐波及左侧面部,无其他不适,现张口困难,左下后牙松动,影响进食,自发病以来,未做特殊治疗。体格检查:全身检查未见异常。口腔专科检查:左侧下颌骨膨大,范围包括整个下颌骨体和下颌升支,已累及对侧。在下颌骨体部有乒乓球样感,其他部位质地较硬,无压痛。左下颌牙列略向颊、唇向倾斜,牙齿排列之间有少许间隙,牙齿松动,牙齿感觉正常,相应皮肤无红肿,开口中度受限,局部穿刺抽出草黄色液体。

问题

◆是何诊断?

◆诊断依据是什么?

◆鉴别诊断是什么?

◆治疗计划是什么?

参考答案和提示

◆诊断　左侧下颌骨成釉细胞瘤。

◆诊断依据

1. 病史　左侧下颌牙龈及左面部渐膨大4年。

2. 查体　左侧下颌骨膨大,范围包括整个下颌骨体和下颌升支,已累及对侧。在下颌骨体部有乒乓球样感,左下颌牙列略向颊、唇向倾斜,牙齿排列之间有少许间隙,牙齿松动,局部穿刺抽出草黄色液体。

◆鉴别诊断　角化囊肿。

◆治疗计划　手术治疗。

临床思维:成釉细胞瘤

成釉细胞瘤(ameloblastoma)又称为造釉细胞瘤,为颌骨中心性上皮肿瘤,在牙源性肿瘤中较为常见。成釉细胞瘤除发生于颌骨外,极少数可发生在胫骨或脑垂体内。

【组织来源】

大多数人认为由成釉器或牙板上皮发生而来;但也有认为系由牙周膜内上皮残余或由口腔黏膜基底细胞发生而来;还有人认为由始基或含牙囊肿等转变而来。发生于颌骨以外的成釉细胞瘤可能由口腔黏膜基底细胞或上皮异位发展而成。

【肿瘤特性】

肿瘤大小不等,剖面存在着实性及囊性两种成分,囊腔内含黄褐色囊液。成釉细胞瘤容易复发。

【临床表现】

多发生于青壮年,以下颌骨体及下颌骨角部为常见。生长缓慢,初期无自觉症状,逐渐发展可使颌骨膨大,造成严重畸形。可使牙松动、移位或脱落。肿瘤继续增大时,使颌骨外板变薄,甚至吸收,这时肿瘤可以侵入软组织内。如果肿瘤表面发生溃疡,可继发感染而化脓、溃烂、疼痛,当肿瘤压迫下牙槽神经时,可使下唇及颊部出现麻木不适。骨质破坏较多时可发生病理性骨折。上颌骨的成釉细胞瘤较下颌骨少见。

【诊断】

典型成釉细胞瘤的 X 线表现:早期呈蜂房状,以后形成多房性囊肿样阴影,单房比较少。成釉细胞瘤因为多房性及有一定程度的局部浸润性,故周围囊壁边缘常不整齐,呈半月形切迹。在囊内的牙根尖可有不规则吸收现象。

成釉细胞瘤大多为实质性,如囊性成分较多时,穿刺检查可抽出黄褐色液体,可与颌骨囊肿所含淡黄色液体相区别。有时在牙源性囊肿基础上可出现成釉细胞瘤,即在囊壁上可见实质性的肿瘤突起,称为壁性成釉细胞瘤。

【治疗】

主要为外科手术治疗。传统的思想认为手术治疗时不应施行刮除术,在肿瘤周围骨质放宽 0.5cm 处切除,如治疗不彻底将导致复发和恶变。通过长期观察,成釉细胞瘤恶变情况并不多见,因而近年亦有人主张对成釉细胞瘤行刮除术。但是,成釉细胞瘤的较高复发率极大地影响治疗效果。对较小的肿瘤可行下颌骨方块切除,以保存下颌骨的连续性。对较大的肿瘤应将病变的颌骨整块切除,以保证手术后不再复发。上、下颌骨切除后,可采用立即修复的方法进行整复。如有恶性变时,应按恶性肿瘤的处理原则进行。

案例 12-7

患者,女,1 岁,主诉:右面部红色肿物渐增大 6 个月余。现病史:患儿家长诉患儿出生 3 天后发现其右面部散在数个米粒大小红色肿物,未在意,1 个月后肿物迅速长大。现已成片,求治。体格检查:全身检查未见异常。右面部可见散在片状肿物,略突出于皮肤,红色,界限较清,可压缩,体位移动试验不明显。

问题

◆是何诊断?

◆诊断依据是什么?

◆鉴别诊断是什么?

◆治疗计划是什么?

参考答案和提示

◆诊断　面部血管瘤。

◆诊断依据

1. 病史　右面部红色肿物渐增大6个月余，出生3天后发现，1个月后肿物迅速长大。

2. 查体　右面部可见散在片状肿物，略突出于皮肤，红色，界限较清，可压缩，体位移动试验不明显。

◆鉴别诊断　脉管畸形。

◆治疗计划　门诊随访，必要时行口服激素治疗。

临床思维：血管瘤

血管瘤（hemangioma）血管瘤多见于婴儿出生时（约1/3）或出生后不久（1个月之内）。起源于残余的胚胎成血管细胞。发生于口腔颌面部的血管瘤约占全身血管瘤的60%，其中大多数发生于面颈部皮肤、皮下组织，极少数见于口腔黏膜。血管瘤的生物学行为是可以自发性消退，其病程可分为增生期、消退期及消退完成期3期。

【临床表现】

增生期最初表现为毛细血管扩张，四周围以晕状白色区域，迅即变为红斑并高出皮肤，高低不平似杨梅。随婴儿第一生长发育期，约在4周以后快速生长，快速生长还可伴发于婴儿的第二生长发育期，即4~5个月后。一般在1年以后进入静止消退期。消退过程缓慢，病损由鲜红变为暗紫、棕色，皮肤可呈花斑状。据统计，约50%~60%的患者在5年消退，75%的患者在7年内完全消退完毕，约10%~30%的患者可持续消退至10岁左右，但可能不完全消退，因此所谓消退完成期为10~12岁。大面积的血管瘤完全消退后可有局部色素沉着、浅瘢痕、皮肤萎缩下垂等体征。

【诊断】

表浅血管瘤因有其明显的特征，诊断并不困难。位置较深的血管瘤应做B超检查及体位移动试验来辅助诊断。

【治疗】

血管瘤治疗方法的选择：小儿血管瘤的主要损害不是来自病变本身，而往往来自过于积极的治疗。过去采用手术、冷冻、激光、放射、硬化剂等治疗的病例，经远期随访证实，效果均不理想。积极治疗的并发症可达50%，并有30%的复发率。因此，应该强调治疗的目的不仅是为消除病变，还必须保持健康的正常组织和外观。对血管瘤病例应仔细测量肿瘤体积，拍照，详细记录，进行数年的定期随访观察，即使出现溃疡、出血和感染等并发症，也只需给予局部加压、清洁和抗感染等简单处理。最主要的是应向家长详细解释，消除顾虑，经常给予指导，建立密切联系，可获得满意的结果。唯有在以下情况时接受激素、加压包扎、激光、手术等治疗：累及口、咽、颈、生殖器等重要器官，并有生命危险；血管瘤伴血小板减少综合征；广泛血管瘤病或内脏血管瘤伴有心功能衰竭；血管瘤活动性出血；经5年随访无消退迹象。任何治疗后的外观都不能像自行消退那样令人满意。

1. 血管瘤增殖期 当出现上述5种情况中的任何一种时,可给予激素治疗。激素治疗的有效率为30%~90%。有效率与3种因素有关,即治疗剂量、治疗周期和开始治疗的年龄。激素仅对增殖期的血管瘤有效,而对停止增生的病变无作用,迅速增长的血管瘤经过皮质激素治疗后,肿瘤组织可停止生长,体积明显缩小,恢复原状甚至完全消失。因此,激素治疗宜在1岁内,最好在6~8个月时进行。如激素治疗无效,可试用干扰素或平阳霉素,抑制间充质细胞增殖。对于四肢、躯干、乳腺等部位的婴幼儿血管瘤,也可采用压迫疗法。

2. 血管瘤消退期 此期的治疗目的是改善外形,治疗时应注意处理以下问题:皮肤萎缩、毛细血管扩张及纤维脂肪组织过度沉积。激光光凝术仅对毛细血管扩张有效,由于病变内存在各种管径的血管,因而两种黄色激光均有价值,激光使用的顺序无关紧要。过多的纤维脂肪组织可考虑手术切除,萎缩皮肤可予手术整复,手术可在入学前或更晚期进行。

案例 12-8

患者,女,35岁,主诉:发现左侧舌体无痛性红色肿物30余年。现病史:患者幼时即被发现其左侧舌体出现散在、红色米粒大小的肿物,无痛,无任何不适,逐渐增大,偶有破溃出血,未行其他治疗。体格检查:全身检查未见异常。左侧舌体可见散在肿物,呈蓝紫色,略高出皮肤与黏膜,界限尚清,不可压缩,体位移动试验不明显,局部可见白色瘢痕样改变。

问题

◆是何诊断?

◆诊断依据是什么?

◆鉴别诊断是什么?

◆治疗计划是什么?

参考答案和提示

◆诊断 左侧舌体静脉畸形。

◆诊断依据

1. 病史 发现左侧舌体无痛性红色肿物30余年。

2. 查体 左侧舌体可见散在肿物,呈蓝紫色,略高出皮肤与黏膜,界限尚清,不可压缩,体位移动试验不明显,局部可见白色瘢痕样改变。

◆鉴别诊断 血管瘤。

◆治疗计划 局部可行手术切除或硬化剂注射治疗、激光治疗等。

临床思维:脉管畸形

【临床表现】

1. 静脉畸形 旧分类称海绵状血管瘤,是由衬有内皮细胞的无数血窦所组成,似海绵状结构。位置深浅不一,好发于颊、颈、眼睑、唇、舌、口底等。可呈蓝色或紫色,边界不清,质地柔软,可压缩。有时窦内血液凝固而成血栓,血栓钙化成为静脉石。当头低位时,肿块则充血膨大;恢复正常体位后,肿块亦恢复原状,此称为体位移动试验阳性。

2. 微静脉畸形　即常见的葡萄酒色斑。多发于颜面部皮肤,口腔黏膜较少,常沿三叉神经分布区分布,由大量错杂交织的扩张的毛细血管构成。呈鲜红或紫红色,周界清楚,与表面皮肤平,外形不规则,大小不一。以手指压迫肿瘤,表面颜色退去,解除压力后,血液立即充满肿瘤,恢复原有大小及色泽。

3. 动静脉畸形　旧分类中称蔓状血管瘤,是一种纡回弯曲而有搏动性的血管畸形。主要是由血管壁显著扩张的动脉与静脉直接吻合而成,故亦有人称为先天性动静脉瘘(congenital arteriovenous fistula)。蔓状血管畸形多见于成年人,常发生于颞浅动脉所在的颞部或头皮下组织中。肿瘤表面温度较高,扪诊有震颤感,听诊有吹风样杂音。蔓状血管畸形亦可与其他脉管畸形同时并存。

【诊断】

表浅脉管畸形因有其明显的特征,诊断并不困难。位置较深的脉管畸形应做 B 超检查及体位移动试验来辅助诊断。

【治疗】

脉管畸形的治疗应根据肿瘤类型、位置及患者的年龄等因素来决定。目前的治疗方法有外科切除、放射治疗、低温治疗、激光治疗、注射药物及栓塞等。一般采用综合序列疗法。

1. 微静脉畸形　过去采用多种治疗,包括冷冻、外科切除并修复、药物注射、硬化剂、电凝固、敷贴中药等,但效果均不理想。面部微静脉畸形可试用氩离子或氪离子激光光动力治疗,疗效较好。

2. 静脉畸形　静脉畸形的治疗方法多种多样,应根据部位、大小和回流速度选择。口腔黏膜及浅表部位的畸形可选用:激光、平阳霉素病变内注射等疗法;深部、局限、低回流型畸形,硬化剂治疗(平阳霉素注射)可获得良好疗效;深部、高回流型畸形,推荐选用无水乙醇及其他硬化剂治疗,翻瓣激光、手术等综合治疗。对于大范围静脉畸形,目前尚缺乏有效治疗手段,只能采用分阶段治疗和综合治疗,可选用的方法很多,如手术+硬化剂注射、手术+微波热凝、病变内结扎+硬化剂治疗、激光+手术治疗等。单纯手术治疗目前尚不能解决根治、复发和美观等问题。硬化剂治疗:硬化剂注射治疗可作为单一的治疗方法,亦可与手术、激光等联合应用。常用硬化剂为 5% 鱼肝油酸钠、平阳霉素等。

(1) 手术治疗:局限型的静脉畸形可手术切除。范围广泛时,可在注射硬化剂后部分切除以矫正外形。术前宜做造影,以充分了解病变范围及其侧支循环,供手术设计参考。要充分估计失血量并采取相应措施,避免出现不可挽回的损失,多个或面积较大切除后的组织缺损,可用植皮或皮瓣修复。

(2) 大面积静脉畸形的处理:大面积静脉畸形因其范围广,累及多层组织(皮肤、黏膜、肌肉)和重要组织结构(大血管、神经),是目前临床上的治疗难题。

3. 动静脉畸形　治疗前必须完善各种检查,包括超声检查和数字减影血管造影检查。动静脉畸形的根治相当困难。结扎供养动脉将会降低血管畸形区域的血流阻力,其结果是使周围微瘘中的血液反流至大瘘中,反而增加畸形体积,加重病变。结扎同侧颈外动脉,由于结扎侧动脉压力突然下降,血流动力学促使其与对侧颈外动脉,甚至颈内动脉、椎动脉之间吻合支扩张开放,形成广泛的侧支循环,继而增加病变区域的血供,因而应予以坚决反对。近年来,选择性动脉栓塞术的应用使动静脉畸形的治疗成为可能。

案例 12-9

患者,男,19岁,主诉:发现舌体肿物渐增大10余年。现病史:出生后不久发现舌体长一肿物,质地柔软,边界不清,无压痛,未予特殊处理,后肿物逐渐增大,影响进食,遂就诊。体格检查:全身检查未见异常。患者面部不对称,呈张口状。舌体明显肿大、肥厚,以右半侧舌体为重,边界不清,不可压缩,舌体黏膜色泽尚正常,质软,舌体运动受限,感觉正常。

问题

◆是何诊断?

◆诊断依据是什么?

◆鉴别诊断是什么?

◆治疗计划是什么?

参考答案和提示

◆诊断　舌体淋巴管畸形(巨舌症)。

◆诊断依据

1. 病史　发现舌体肿物渐增大10余年。

2. 查体　患者呈张口状,舌体明显肿大、肥厚,以右半侧舌体为重,边界不清,不可压缩,舌体黏膜色泽尚正常,质软,舌体运动受限,感觉正常。

◆鉴别诊断　血管瘤。

◆治疗计划　舌体淋巴管畸形切除及舌再造术。

案例 12-10

患儿,女,出生后10个月,主诉:发现右侧颈部无痛性肿物渐增大10月余。现病史:出生时即被发现其右侧颈部略高于左侧,后发现右侧颈部长一肿物,渐增大,未进行其他治疗。体格检查:全身检查未见异常。右胸锁乳突肌上段前缘至下颌角、颌下区可触及一约4cm×4cm肿物,质地柔软,有囊性感,边界尚清,无压痛,表面皮肤温度及颜色未见异常,体位移动试验阴性,透光试验阳性。

问题

◆是何诊断?

◆诊断依据是什么?

◆鉴别诊断是什么?

◆治疗计划是什么?

参考答案和提示

◆诊断　右颈部囊性水瘤。

◆诊断依据

1. 病史　发现右侧颈部无痛性肿物渐增大 10 个月。

2. 查体　右胸锁乳突肌上段前缘至下颌角、颌下区可触及一约 4cm×4cm 肿物，质地柔软，有囊性感，边界尚清，体位移动试验阴性，透光试验阳性。

◆鉴别诊断　鳃裂囊肿。

◆治疗计划　右颈部囊性水瘤切除术。

临床思维：淋巴管畸形

淋巴管畸形是淋巴管发育异常所形成的一种良性肿瘤，常见于儿童及青年。

【分类】

按其临床特征及组织结构可分为微囊型及大囊型两类。

1. 微囊型　旧分类中称毛细血管型及海绵型淋巴管瘤，由衬有内皮细胞的淋巴管扩张而成。淋巴管内充满淋巴液，在皮肤或黏膜上呈现孤立的或多发性散在的小圆形囊性结节状或点状病损，无色、柔软，一般无压缩性，肿瘤边界不清楚。口腔黏膜的淋巴管畸形有时与微静脉畸形同时存在，出现黄、红色小疱状突起，称为淋巴血管-微静脉畸形。

若发生在唇、颌下及颊部，可使患处显著肥大畸形。发生于舌部者常合并毛细管型，并呈巨舌症，肿瘤生长缓慢，无明显症状，如长期发生慢性炎症时，舌体可以变硬。

2. 大囊型　旧分类中称囊肿型或囊型水瘤。主要发生于颈部。一般为多房性囊腔，边界清或不清，内有透明、淡黄色水样液体。肿瘤扪诊柔软，有波动感，与深层静脉畸形不同的是体位移动试验阴性，透光试验阳性。

第四节　口腔颌面部恶性肿瘤

案例 12-11

患者，男，39 岁。主诉：发现舌体一无痛性肿物渐增大 3 个月余。现病史：患者诉原左侧舌体经常发生溃疡，并有白色病损。未予特殊治疗。3 个月前发现左侧舌体有一无痛性肿物渐增大，近 10 天增大明显，偶有渗血及疼痛，经服用抗炎药未见好转，求治。体格检查：左侧舌缘及舌体中部可见一约 1.5cm×1.5cm 肿物，中央略凹陷，边缘隆起，突起于舌体表面，基地较硬，边界不清，触痛明显，舌体活动略有受限。左侧颈部可触及 2 枚肿大淋巴结，活动尚可，压痛不明显。

问题

◆是何诊断？

◆诊断依据是什么？

◆鉴别诊断是什么？

◆治疗计划是什么？

参考答案和提示

◆诊断　左舌癌。

◆诊断依据

1. 病史　发现舌体一无痛性肿物渐增大3个月余，左侧舌体溃疡史并伴白色病损，抗感染治疗无效。

2. 查体　左侧舌缘及舌体中部可见一约1.5cm×1.5cm肿物，中央略凹陷，边缘隆起，突起于舌体表面，基底较硬，边界不清，触痛明显，舌体活动略有受限，左侧颈部可触及肿大淋巴结。

◆鉴别诊断　舌体溃疡。

◆治疗计划　手术、放疗、化疗综合治疗。

案例12-12

患者，女，68岁，主诉：左侧舌缘溃烂渐大伴渗血半年。现病史：患者诉左下后牙原为残根，经常将左侧舌缘磨破，但10天左右可自行愈合，半年前左侧舌缘再次磨破，至今未愈合，且溃疡面渐增大，伴有渗血及疼痛，经服用抗炎药未见好转，求治。查体：左侧舌缘近磨牙区可查及一约2cm×3cm溃疡面，中央凹陷，边缘隆起，表面有脓血性渗出物，质地较硬，边界不清，触痛明显，舌体活动略有受限。左侧颌下区可触及2枚活动尚可肿大淋巴结，压痛不明显。

问题

◆是何诊断？

◆诊断依据是什么？

◆鉴别诊断是什么？

◆治疗计划是什么？

参考答案和提示

◆诊断　左舌缘癌。

◆诊断依据

1. 病史　左侧舌缘溃烂渐大伴渗血半年，舌缘有残根。

2. 查体　左侧舌缘近磨牙区可查及一约2cm×3cm溃疡面，中央凹陷，边缘隆起，表面有脓血性渗出物，质地较硬，边界不清，触痛明显，舌体活动略有受限，左侧颌下区可触及肿大淋巴结。

◆鉴别诊断　舌体创伤性溃疡。

◆治疗计划　手术、放疗、化疗综合治疗。

临床思维：舌癌

舌癌(carcinoma of tongue)约占人体肿瘤的2%，约占口腔癌的1/3，多发生于男性老年人，由于舌头对刺激非常敏感，稍有一点异常就立刻能感觉到，加之舌头长在能观察到的浅表部位，所以舌癌较容易被发现。舌癌多发生于舌头的舌中1/3侧缘，其次发生在舌根、舌腹、舌背，舌尖少见。舌癌以鳞状细胞癌最多见，舌根部可为腺癌。

【临床表现】

舌癌早期可表现为溃疡、外生与浸润3种类型。肿瘤相应部位常有慢性刺激因素存在，如残根或锐利牙尖等；也可存在有白斑等癌前病损，可有舌感觉麻木与运动障碍。溃疡或浸润块，有自发痛或触痛，特别是在舌头活动的时候。当舌体癌向舌根侵犯时，常可伴有病灶同侧的放射性耳痛；舌的活动不自如，影响进食与说话，这是癌瘤侵犯深部肌肉所致；舌溃疡容易出血、糜烂；晚期可扩展到口底及软腭，肿瘤可因缺血、缺氧引起坏死、溃疡与继发感染，从而伴发出血、恶臭。舌癌的淋巴结转移率较高，通常为40%左右。转移部位以颈深上淋巴结群最多。舌癌至晚期，可发生肺部转移或其他部位的远处转移。

【诊断】

一般比较容易，但应警惕早期浸润型舌癌，触诊的诊断意义比望诊重要，可行活组织检查以明确性质。行MRI或CT以明确肿瘤浸润范围。

【治疗】

1. 早期病变　溃疡范围局限、浸润较浅者(深度<2mm)，可采用局部扩大切除或放射治疗。

2. 中等大小病变　局部行扩大切除；波及口底与颌骨者，应酌情扩大切除范围，行颌骨矩形或节段性切除，遗留组织缺损者，酌情采用皮瓣修复。颈淋巴结肿大者，应行根治性颈清除术。未触及肿大淋巴结、但浸润厚度超过3mm者，也应行选择性颈清除术。

3. 晚期病变　原则上应行舌颌颈联合根治术。在肿瘤彻底切除的前提下，酌情选用皮瓣修复。中晚期病变者，应辅以化疗、放疗。

【预后】

据我国的资料，以手术为主的治疗，3年、5年生存率一般在60%以上，T_1病例可达90%以上。

案例 12-13

患者，女，29岁。主诉：左上后牙长一菜花样肿物5月余。现病史：5个月前自觉左上后牙牙龈刷牙后出血，见局部牙龈溃烂。自行抗感染治疗后略有所好转，但未痊愈。近1个月溃烂处长一新生物，日渐增大，遂就诊。查体：左上磨牙区可查及一菜花样肿物，约2.5cm×2.5cm，突出于黏膜，有脓血性渗出物，疼痛感不明显，周缘不清楚，肿物质地软，压痛明显，双侧颌下及颈部均触及肿大淋巴结。病理示中分化鳞癌。

问题

◆是何诊断？

◆诊断依据是什么？

◆鉴别诊断是什么？

◆治疗计划是什么？

参考答案和提示

◆诊断　左上颌牙龈癌。

◆诊断依据

1. 病史　左上后牙长一菜花样肿物5个月余。

2. 查体　左上磨牙区可查及一菜花样肿物，约2.5cm×2.5cm，突出于黏膜，有脓血性渗出物，疼痛感不明显，周缘不清楚，肿物质地软，压痛明显，双侧颌下及颈部均触及肿大淋巴结。

3. 病理检查　中分化鳞癌。

◆鉴别诊断　牙龈瘤。

◆治疗计划　手术、放疗、化疗综合治疗。

临床思维：牙龈癌

牙龈癌(carcinoma of gingiva)在口腔癌中仅次于舌癌而居第2位，但近年来有下降趋势。主要为发生在上下颌游离龈、附着龈的癌性病变，多为鳞状细胞癌。

【临床表现】

多见于磨牙区，下颌较上颌多见。临床表现可为溃疡型或外生型，以溃疡型为多见。早期症状常为牙痛。病变区牙齿松动、移位，甚至脱落。对上颌牙龈癌，应注意是否与上颌窦相通。下颌牙龈癌侵犯颌骨，下牙槽神经受累时可致患侧下唇麻木。若肿瘤侵犯咀嚼肌群，常伴开口受限。可伴颈淋巴结转移，下颌牙龈癌较上颌转移率高。X线片表现为病变区虫蚀状不规则吸收，其周围有时可见骨密度增高的硬化表现。晚期病例可见病理性骨折。

【诊断】

活体组织检查可明确诊断。

【治疗】

手术治疗为主。上颌牙龈癌有淋巴转移者，应同期施行手术治疗；下颌牙龈癌多同时行选择性颈淋巴清扫术。

【预后】

牙龈癌的5年生存率较高。

案例 12-14

患者，男，35岁。主诉：左颊部反复溃烂伴一菜花样肿物6个月余。现病史：患者自诉6个月前发现左颊部接近口角区黏膜溃烂，未治疗，后溃烂面增大并伴面部肿胀，影响张口及进食，就诊。患者有进食时反复咬颊黏膜的病史。查体：面部不对称，左颊部明显肿大，轻度张口受限，左颊部近磨牙后区可查及一肿物，约 1.5cm×2cm，表面溃烂，疼痛感明显，周缘不清楚，肿物质地软，压痛明显，双侧颌下及颈部均触及肿大淋巴结。

问题

◆是何诊断？

◆诊断依据是什么？

◆鉴别诊断是什么？

◆治疗计划是什么？

参考答案和提示

◆诊断　左颊癌。

◆诊断依据

1. 病史　左颊部反复溃烂伴一菜花样肿物 6 个月余。

2. 查体　左颊部近磨牙后区可查及一肿物，约 1.5cm×2cm，表面溃烂，疼痛感明显，周缘不清楚，肿物质地软，压痛明显，双侧颌下及颈部均触及肿大淋巴结。

◆鉴别诊断　颊部溃疡、乳突状瘤。

◆治疗计划　手术、放疗、化疗综合治疗。

临床思维：颊黏膜癌

颊黏膜癌：原发于颊黏膜的癌称为颊癌（carcinoma of buccal mucosa），以鳞状细胞癌最多，腺癌次之。

【临床表现】

颊黏膜鳞癌通常有糜烂、溃疡或肿块。可同时伴有白斑或扁平苔藓存在，或相应部位存在有慢性刺激因素，如残根、不良修复体等。腺源性颊癌主要表现为外突或浸润硬结型肿块。

颊癌早期一般无明显疼痛，当癌肿浸润肌等深层组织或合并感染时，出现明显疼痛，伴不同程度的张口受限，甚至牙关紧闭。累及牙周组织后，可出现牙痛及牙松动。伴发感染时，可出现局部继发性出血，疼痛加重。颈淋巴结转移率较高，常为下颌下淋巴结肿大，亦可累及颈深上淋巴结群。

【诊断】

颊癌的诊断可根据病史、临床表现及病理，活体组织检查可明确诊断。

【治疗】

由于颊癌呈浸润性生长，局部复发率高，宜采用以手术为主的综合治疗。

1. 原发灶的治疗　可行局部扩大切除，切除后应行皮瓣修复组织缺损。侵犯颌骨者应视其受累情况，按肿瘤外科原则设计颌骨切除范围。

2. 颈淋巴结肿大者，应行颈淋巴清除术。

3. 中晚期病例，术前、术后应辅以化疗或放射治疗。

【预后】

预后中等。

案例 12-15

患者,男,54 岁。主诉:下唇长一菜花样肿物 10 个月余。现病史:10 个月前发现右侧下唇长一约黄豆大小肿物,表面溃烂,未予处理,肿物渐增大伴出血,来院就诊。查体:右侧下唇可查及一菜花样肿物,约 1.5cm×1.5cm,突出于下唇黏膜,表面结痂,有脓血性渗出物,疼痛感不明显,周缘不清楚,边界侵及中线,肿物质地硬,压痛明显,侵及黏膜至皮肤全层。检查双侧颌下及颈部触及肿大淋巴结。

问题

◆是何诊断?

◆诊断依据是什么?

◆鉴别诊断是什么?

◆治疗计划是什么?

参考答案和提示

◆诊断　下唇癌。

◆诊断依据

1. 病史　下唇长一菜花样肿物 10 个月余。

2. 查体　右侧下唇可查及一菜花样肿物,约 1.5cm×1.5cm,突出于下唇黏膜,表面结痂,有脓血性渗出物,周缘不清楚,质地硬,侵及黏膜至皮肤全层。检查双侧颌下及颈部触及肿大淋巴结。

◆鉴别诊断　乳突状瘤、溃疡性唇炎。

◆治疗计划　手术治疗、放疗、化疗综合治疗。

临床思维:唇癌

唇癌指发生于唇红黏膜的癌,绝大多数为鳞癌,也可见腺癌、基底细胞癌。发生于唇内侧黏膜的应属颊黏膜癌,发生于唇部皮肤的应归于皮肤癌。

【临床表现】

好发于下唇,以下唇中外 1/3 间的唇红缘黏膜多发,多见于户外工作者,常有吸烟史。生长较慢,常无明显自觉症状。以外突型与溃疡型多见,可与白斑同时存在。淋巴结转移率较低,转移部位以颌下或颏下淋巴结常见。

【诊断】

依据病史及临床表现可做出诊断,必要时可行活体组织检查明确性质。

【治疗】

1. 早期病变、范围局限者可采用放疗,激光治疗,均可获得良好效果。
2. 病变直径超过 2cm 者,手术切除原发灶后需行局部皮瓣修复。
3. 早期病例不做选择性颈淋巴清除术,可严密观察。病变范围较大者,可考虑行选择性颈淋巴清除术或放射治疗;临床诊断颈淋巴结转移者,应行颈淋巴清除术。

【预后】

唇癌预后较好,上海第二医科大学附属第九人民医院随访 3 年、5 年、10 年的生存率分别为 90%、85.7%和 76.6%。

案例 12-16

患者,男,15 岁。主诉:左面部肿胀伴复视 4 个月余。现病史:4 个月前自觉左面部肿胀,自服抗生素治疗无效,后自觉左眼复视,左侧鼻腔通气不畅,面部肿胀日渐明显,来院就诊。查体:面部不对称,左面部肿胀明显,左眼复视,左侧鼻腔通气欠佳,左上颌结节处可查及一菜花样肿物,约 0.5cm×1cm,突出于黏膜,疼痛感不明显,周缘不清楚,肿物质地软,似鱼肉样改变,触痛明显,左侧颌下及颈部未触及肿大淋巴结。

问题

◆是何诊断?

◆诊断依据是什么?

◆鉴别诊断是什么?

◆治疗计划是什么?

参考答案和提示

◆诊断　左上颌窦癌。

◆诊断依据

1. 病史　左面部肿胀伴复视 4 个月余,同侧鼻腔通气不畅。

2. 查体　左眼复视,左侧鼻腔通气欠佳,左上颌结节处可查及一菜花样肿物,约 0.5cm×1cm,突出于黏膜,周缘不清楚,肿物质地软,似鱼肉样改变,触痛明显。

◆鉴别诊断　上颌窦囊肿。

◆治疗计划　手术治疗、放疗、化疗综合治疗。

临床思维:上颌窦癌

上颌窦癌(carcinoma of maxillary sinus):指发生于上颌窦黏膜的癌,占鼻窦恶性肿瘤的 80%,以鳞状细胞癌最多,少数为腺癌或肉瘤。在我国北方较南方多见。好发于 50~60 岁患者。男女之比为 1.2∶1。

【病因】

病因目前不清楚。可能与下列因素有关:

1. 接触化学致癌物质。
2. 头颈其他肿瘤而接受放疗。
3. 上颌窦乳头状瘤、黏膜白斑等恶变。
4. 长期慢性上颌窦炎刺激黏膜上皮化生。

【临床表现】

早期常无明显自觉症状,肿瘤破坏窦壁侵及周围组织时,则表现出相应的症状与功能障碍。肿瘤发生于上颌窦下壁者,常有牙齿疼痛、牙龈麻木、牙齿松动和龈颊沟肿胀。肿瘤发生于上颌窦前外壁者,可有面颊部感觉迟钝、麻木,面部及龈颊沟肿胀。肿瘤发生于内侧壁者,可有鼻塞、异常分泌物、鼻出血及流泪。肿瘤发生于上颌窦上壁者,可有眼球突出、运动受限、复视,并可伴眶下区麻木。肿瘤发生于上颌窦后壁者,可有张口受限,眶下区、上腭麻木、耳鸣等症状。上颌窦癌发生淋巴结转移者较少、较晚,约15%~30%。主要转移至颌下淋巴结,少数为颈深上淋巴结,罕见耳前和咽后淋巴结转移。远处转移较为少见,一般报告为1.2%~10%不等。晚期可血行转移至脑、肺、肝、骨等处。

【诊断】

早期诊断困难,对鼻腔有异常分泌物、上颌牙齿有隐痛、眶下区感觉减退者,应提高警惕。

1. 详细询问病史。
2. 细致的临床检查。
3. 影像学检查 X线片(包括鼻颏位、体层片)。
4. 脱落细胞学检查 行上颌窦穿刺,吸取上颌窦穿刺液或组织内容物,行细胞学检查或病理学检查。
5. 内镜检查。
6. 活检 必要时可经唇颊沟切开上颌窦前壁,行病理组织活检。

【治疗】

单纯的手术、放疗或化疗效果不理想。目前临床上多采用综合治疗,以手术治疗为主,先行放疗,然后手术,术后再配合放疗和化疗。

【预后】

1. 病理类型 鳞癌较差,尤其后壁有破坏者,预后更差。
2. 临床分期 Ⅱ、Ⅲ、Ⅳ期的5年生存率分别为80%、42%、11%。

案例 12-17

患者,男,32岁。主诉:以左耳垂下无痛性肿物10个月伴头部肿物4个月余。现病史:10个月前发现左耳垂下1个约杏子大小肿物,头部有1个约黄豆大小肿物,当地医院抗感染治疗无效,肿物渐增大,来院就诊。查体:面部略不对称,左颈部可见一肿物,约1.5cm×2cm,类圆形,边界尚清楚,活动度差,肿物质地中等,触痛不明显,皮温不高,头部可见2个约1.5cm×1.5cm大小肿物,类圆形,边界尚清楚,活动度差,质地中等,触痛不明显。外院曾行颈部及头部肿物活检,病理示:非霍奇金淋巴瘤。

问题

◆是何诊断?

◆诊断依据是什么?

◆鉴别诊断是什么?

◆治疗计划是什么?

参考答案和提示

◆诊断　非霍奇金淋巴瘤。

◆诊断依据

1. 病史　左耳垂下无痛性肿物10个月伴头部肿物4个月余。

2. 查体　左颈部可见一肿物约1.5cm×2cm,头部可见2个约1.5 cm×1.5cm肿物,均边界尚清楚,活动度差,肿物质地中等,触痛不明显。

3. 病理示　非霍奇金淋巴瘤。

◆鉴别诊断　淋巴结结核、淋巴结炎、颈淋巴转移癌。

◆治疗计划　化疗为主,放疗为辅。

临床思维:恶性淋巴瘤

恶性淋巴瘤(malignant lymphoma)是一组原发于淋巴组织的恶性肿瘤,可分为霍奇金淋巴瘤(Hodgkin lymphoma,HL)与非霍奇金淋巴瘤(non-Hodgkin lymphoma,NHL)两大类。在我国恶性淋巴瘤的发病率居全部恶性肿瘤的第10位,近年来,其发病率有增高的趋势。可发生于任何年龄,但以青壮年较多。男性多于女性。肿瘤可发生于任何淋巴组织,但以颈淋巴结受累者最多。口腔颌面部恶性淋巴瘤可发生于牙龈、腭、颊、口咽、颌骨等部位。

【病因】

病因目前不清楚,可能与病毒感染有关,如EB病毒及人体嗜T淋巴细胞病毒。在我国,HL约占10%,NHL约占90%。发生于淋巴结者称结内型;发生于淋巴结外者称结外型。我国的NHL中大多属于结外型;其病理类型中约95%为弥散型。

【临床表现】

口腔颌面部恶性淋巴瘤,其生长方式与肉瘤相似,呈膨胀、浸润性生长,表现为肿块或溃疡。发生于颈部的恶性淋巴瘤则表现为淋巴结肿大,单发或多发,由活动到融合、固定,并向附近淋巴结扩散,常侵犯多处淋巴结。除少数为单发病灶外,多为多处发病。一般并不认为是由一处转移至他处,如颈淋巴结肿大,也是恶性淋巴瘤的一个首发症状。

结内型恶性淋巴瘤常为多发性,淋巴结肿大为早期临床表现。初起时多为颈部、腋下、腹股沟等处的淋巴结肿大。肿大的淋巴结可移动,表面皮肤正常,质坚实,有弹性,较饱满,无压痛,大小不等,以后融合成团,失去移动性。常被误诊为淋巴结结核或慢性淋巴结炎。全身可伴有发热、乏力、消瘦、肝脾大等症状。

结外型病变早期常为单发性病灶,可发生于牙龈、腭部、舌根部、扁桃体、颊部、颌骨、上颌窦、鼻咽部、颏部等处。临床表现呈多样性,有炎症、坏死、溃疡、肿块等。肿瘤生长迅速可引起相应症状,如局部出血、疼痛、鼻阻塞、咀嚼困难、咽痛、吞咽受阻、气短、面颈肿大等。恶性淋巴瘤常沿淋巴管扩散,如侵入血液时,可成为淋巴细胞性白血病。

【诊断】

恶性淋巴瘤临床表现为多型性,主要依靠病理活检方能确诊。对侵犯骨质者,X线检查可作为辅助诊断。对无表浅淋巴结肿大的患者进行化验检查,如血象、血沉、血清碱性磷酸酶、骨髓穿刺等辅助检查。根据病理检查和免疫病理学明确诊断和分类。应行 CT、MRI 或 B 超检查了解腹膜后淋巴结有无肿大及侵犯，协助临床分期。

【治疗】

恶性淋巴瘤对放疗和化疗都比较敏感。

1. 霍奇金淋巴瘤　早期 HL 以放疗为主。晚期以化疗为主。化疗常用 MOPP（氮芥、长春新碱、泼尼松）。近年来采用 ABVD（多柔比星、博莱霉素、长春新碱、达卡巴嗪）和 CVB（洛莫司汀、长春新碱、博莱霉素）方案。目前以放疗与化疗联合为好。

2. 非霍奇金淋巴瘤

非手术治疗：NHL 易全身扩散，组织亚型多、治疗效果不如 HL，一般应以化疗为主，放疗为辅。早期或低度恶性淋巴瘤可采用 COP 方案（环磷酰胺、长春新碱、泼尼松）及放疗为主。晚期或中、高度恶性淋巴瘤采用 CHOP 方案（环磷酰胺、多柔比星、长春新碱、泼尼松）化疗。

手术治疗：对于口腔颌面部结外型非霍奇金淋巴瘤，如病变范围局限且为单发，可采取局部扩大切除病变，术后配合放、化疗。有研究表明上述方法患者的生存率及复发率均好于未做手术者。

【预后】

恶性淋巴瘤的预后因病理类型、临床分期和治疗方法的不同而有所不同。

1. 病理分类　霍奇金淋巴瘤较非霍奇金淋巴瘤预后为好，淋巴细胞型较组织细胞的预后好；高分化型比低分化型预后好；滤泡型比弥散型预后好。

2. 临床分期　Ⅰ、Ⅱ期较Ⅲ、Ⅳ期预后好。

3. 治疗方法　综合治疗较单一治疗好。

案例 12-18

患者，男，73 岁。主诉：右侧眉弓处皮肤反复溃烂 10 个月余。现病史：10 个月前，患者左侧眉弓处被蚊虫叮咬后发红、破溃，未予在意，后自行使用当地草药涂抹，未见好转。溃烂逐渐增大，就诊。查体：右眉弓处一约 1.5cm×1cm 肿物，类圆形，略突出于皮肤，表面结痂，有血性渗出物，疼痛感不明显，边界尚清楚，活动度差，基底较硬，触痛不明显。

问题

◆是何诊断？

◆诊断依据是什么？

◆鉴别诊断是什么？

◆治疗计划是什么？

参考答案和提示

◆诊断　右眉弓处基底细胞癌。

◆诊断依据

1. 病史　右侧眉弓处皮肤反复溃烂 10 个月余。

2. 查体　右眉弓处一约 1.5 cm×1cm 肿物，类圆形，略突出于皮肤，表面结痂，有血性渗出物，边界尚清楚，活动度差，基底较硬，触痛不明显。

◆鉴别诊断　皮肤鳞癌。

◆治疗　手术治疗。

临床思维：基底细胞癌

基底细胞癌：颜面部皮肤癌多发生于鼻部、眼睑、上下唇皮肤、颊、耳及额部。颜面部皮肤癌主要有鳞状细胞癌及基底细胞癌，以基底细胞癌较为多见。

【临床表现】

基底细胞癌生长较缓慢，常有癌前病损存在，患者常无自觉症状。病变多发生于面部中线部位，初起时似蜡样和珍珠样小结节，或出现灰褐色或棕黄色斑，伴有毛细血管扩张，逐渐形成盘状肿块。病变的中央部分发生脱屑、糜烂、表面结痂或出血。痂皮剥脱后形成形成中央凹陷边缘隆起的盘状溃疡，有的呈水滴状或呈匍行状，向周围皮肤呈浅表型扩散；有的则形成深掘型溃疡，边缘如鼠咬状，常侵犯并破坏深部的软骨和骨质，造成严重畸形和功能障碍。色素性基底细胞癌应注意与皮肤恶性黑色素瘤相鉴别，后者常进展速度快，并伴有卫星结节。基底细胞癌的恶性程度低，一般不发生区域性淋巴结转移。鳞状细胞癌淋巴结转移率较低，一般转移到耳前、下颌下或颈部淋巴结。

【诊断】

年龄在40岁以上中老年患者，正常皮肤出现硬结，并进行性增大，久治不愈，应考虑颜面部皮肤基底细胞癌；对患有慢性皮肤疾患、近期出现溃疡不愈者，均应及时进行活检，明确诊断。疑有骨质破坏者，应摄X片检查。

【治疗】

1. 早期病例　不论手术、放射、药物、低温、激光或免疫治疗，效果都很好。药物可用平阳霉素注射或用平阳霉素油膏局部外敷。

2. 放射治疗　基底细胞癌对放疗是否敏感尚有争议。如癌病变范围很大，周围的边界又不明显，最好先用放射治疗，待肿瘤缩小控制后，再进行手术切除。

3. 手术治疗　手术切除需距肿瘤边缘1cm以上做广泛切除，基底细胞癌可稍作保守；术后组织缺损可进行植皮或皮瓣移植。若侵犯深层肌肉、软骨或骨组织时，应进行大块切除，并立即进行修复。对已有淋巴结转移者，若与原发灶联合手术者，可同期行区域淋巴结清扫术；若不能与原发灶联合手术者，可切除原发灶2周后，再行区域淋巴结清扫术。

【预后】

基底细胞癌的预后较好，5年生存率可达95%以上。

复　习　题

问答题

1. 口腔颌面部良恶性肿瘤的鉴别。

2. 鳃裂囊肿的临床表现特点是什么？
3. 牙源性角化囊肿与成釉细胞瘤影像学的区别。
4. 成釉细胞瘤的临床表现特点。
5. 舌癌的临床表现特点是什么？

复习题参考答案

问答题

略

第五节 口腔颌面部肿瘤诊疗规范

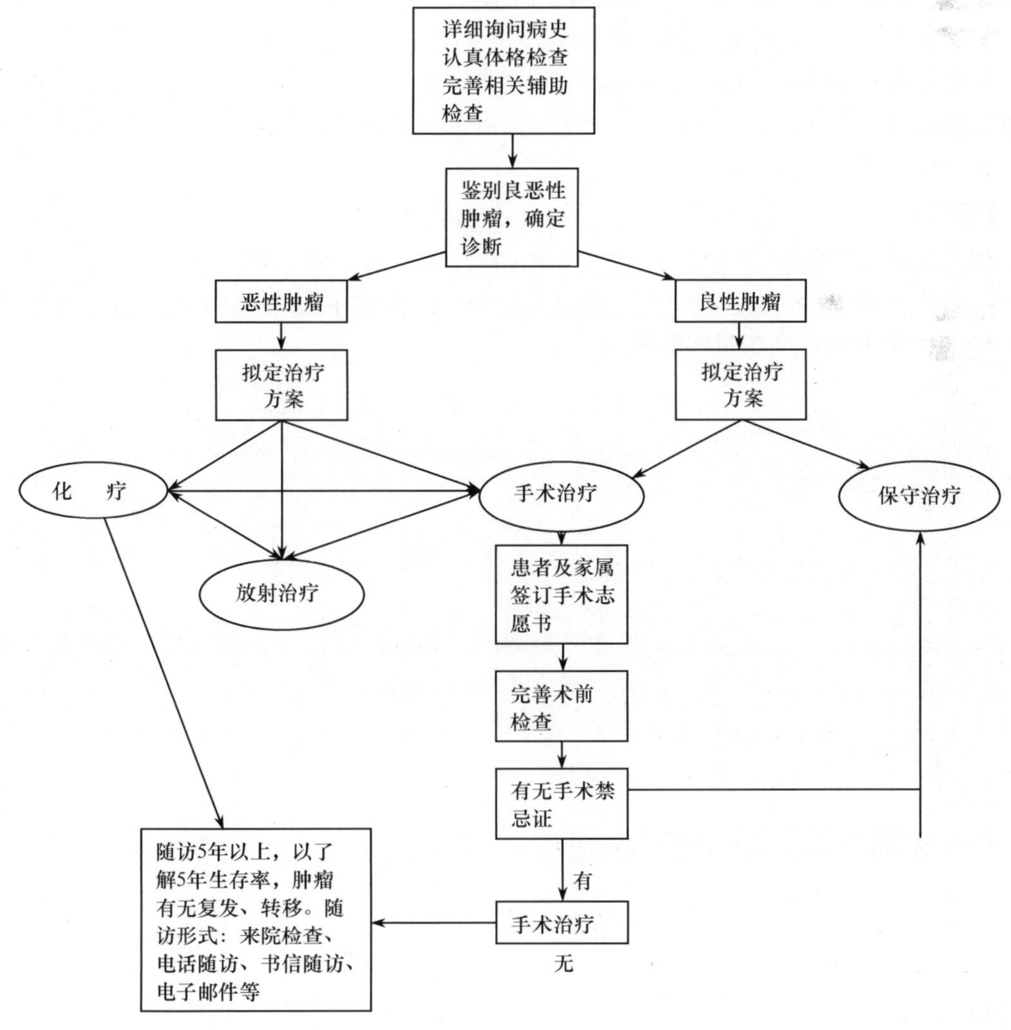

口腔颌面部肿瘤诊疗流程图

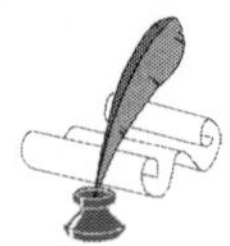

第十三章　老年口腔疾病

案例 13-1

患者,男,72 岁,主诉右上后牙松动 1 年余。患者自诉 1 年来自觉右上后牙松动,咀嚼无力,刷牙时牙龈出血,有夜间自发性出血。患者有高血压病史。查体:16 牙冠胎面重度磨耗,牙体未见龋损,松动Ⅰ°,牙龈红肿,探诊易出血,颊侧可探及窄的牙周袋,深约 6mm。X 线检查:16 牙槽骨吸收接近根长的 1/2,根分叉区有暗影。

问题

◆该患者应诊断为何种疾病,试述其诊断依据。

◆该患者最可能的致病原因是什么?

◆试述该患者的治疗原则和具体措施。

参考答案和提示

◆诊断　慢性牙周炎。

诊断依据

1. 有牙龈的炎症。

2. 有牙周袋形成。

3. X 线检查发现有牙槽骨吸收。

4. 牙齿松动。

◆最可能的致病原因

1. 菌斑、牙石长期刺激所致牙周组织感染。

2. 殆创伤。

◆治疗原则　消除局部病因,辅以手术以改正因病变所造成的牙周组织形态的异常。具体措施包括:

1. 口腔卫生宣教,向患者仔细讲明菌斑的危害,如何发现和清除,并使其充分理解坚持不懈地清除菌斑的重要性。并讲解如何控制菌斑,包括正确的刷牙方法,牙线、牙签的使用以及定期维护的必要性。

2. 彻底清理牙石,平整根面,施行龈上洁治术和龈下刮治术;牙周袋及根面药物处理。

3. 牙周手术,如上述治疗后仍有较深牙周袋,则可进行牙周手术。

4. 调殆治疗,以建立较平衡的咬合关系。

临床思维:老年口腔疾病

一、老年牙体病

【龋病】

1. 冠龋　由于长期的切磨,老年人口腔中较少见窝沟龋,而在两牙邻接面靠近牙颈部的冠龋,为老年人常见的龋病类型。

2. 根龋　根龋的早期,临床表现首先在牙骨质-牙釉质界上出现1个或多个局限的着色区,常呈黄或浅棕色,上面覆盖着不同厚度的牙菌斑。轻探诊时有皮革样的韧性感。龋损趋于向侧方扩展,常呈浅碟状,但很少向根尖方向发展。

3. 防治　①控制菌斑,每间隔3个月或半年定期到口腔科就诊1次;②局部使用氟化物,如含氟牙膏、含氟凝胶;③充填修复;④合理的营养和饮食。

【楔状缺损】

1. 临床表现　根据缺损的程度,可分浅型、深型和穿髓型。浅型和深型可无症状,有时可发生牙本质过敏症。穿髓型可伴有牙髓病、根尖周病症状,甚至发生牙横折。

2. 预防和治疗原则　①应改正刷牙方法,避免横刷,并选用较软的刷毛和较细的牙膏;②消除引起创伤的原因;③组织缺损少且无牙本质过敏者,无须做特别处理;④有牙本质过敏者,应用脱敏疗法;⑤缺损较大者可用充填法;⑥有牙髓病或根尖周病时,按常规作牙髓病或根尖周病治疗;⑦若缺损已导致牙横折,可根据病情和条件行根管治疗术后做桩-核-冠修复或覆盖义齿修复,或拔除。

【磨损】

1. 临床表现　常见于后牙的合面和前牙切缘,以第一磨牙多见。牙高度降低,合面变平,近远中径变小。在牙的某些区域,牙釉质完全被磨耗成锐利的边缘,牙本质暴露。牙磨损后通常会引起各种并发症,出现相应的临床症状。

2. 治疗原则　①生理性磨损,若无症状无须处理;②有牙本质过敏者,应做脱敏处理;③对不均匀的磨损,需做适当的调聆,磨除尖锐牙尖和边缘嵴;④有牙髓和根尖周病时,应按常规行牙髓病或根尖周病治疗;⑤严重磨损且伴有颞下颌关节症状时,应行覆盖义齿修复,以恢复颌间垂直距离。

【牙本质过敏症】

1. 临床表现　主要表现为刺激痛,刷牙、吃硬物、酸、甜、冷、热等刺激均酸痛,尤其对机械刺激最敏感。最可靠的诊断方法是用尖锐的探针在牙面上滑动,可找到1个或数个过敏区。检测牙本质过敏症的手段有探诊和温度试验两种。空气刺激方法目前已被标准化。

2. 治疗原则　①脱敏治疗;②修复治疗;③牙髓病治疗。

二、老年牙周组织疾病

【牙周病的临床特点】

1. 龈炎　其典型特征为牙龈充血、水肿,探诊出血。但由于老年人牙龈结缔组织纤维成分增多,牙龈色泽不呈明显鲜红状,牙龈增生性反应也较为少见。

2. 牙周炎　①牙龈红肿出血,严重时有自发性出血。有部分老年患者因高血压因素,常发生夜间自发性出血。②牙周袋形成和溢脓。老年人常有咬合创伤存在,局部可探及窄而深的牙周袋。③牙松动及移位。④牙槽骨吸收。常以水平和垂直形式并存,形成复合型病损。⑤牙龈退缩。龈缘常位于釉牙骨质界下,牙根面暴露。

3. 牙周炎的伴发症　①牙周牙髓综合征;②根分叉病变;③牙周脓肿;④牙根退缩;⑤牙根敏感及根面龋。

【牙周萎缩】

由于牙根暴露,常可发生牙本质敏感症、牙颈部龋和根面龋。龈外展隙增大,易发生水平型食物嵌塞,从而易产生炎症,加重牙龈退缩。

【老年人牙周病的治疗和预后】

治疗的目的在于消除感染、减少病痛,最大限度地改善咀嚼功能,维护口腔健康,增强全身体质:

1. 拔牙　拔除不能保留的患牙。

2. 龈上洁治、龈下刮治和根面平整　老年人在施行龈上洁治术时,要根据其健康状况分区分次完成。如系安装心脏起搏器的患者,严禁使用超声波洁牙机。

3. 咬合调整　老年人由于牙合面磨耗、接触点位置和形态改变及牙冠不均匀磨损,常发生咬合创伤和食物嵌塞,应进行适当选磨。

4. 牙周手术　常用手术方法如下:①袋内壁刮治术;②牙龈切除(成形)术;③切除新附着术;④翻瓣术。

原则上,老年人牙周病治疗方案分为 3 种类型:①姑息治疗,即对症治疗;②根治性治疗,拔除患牙,做义齿修复;③牙保存治疗,维持健康的牙周组织和牙列,使其达到良好的功能状态。

复　习　题

一、名词解释

1. 牙周萎缩
2. 楔状缺损
3. 磨损
4. 磨耗
5. 牙本质过敏症

二、问答题

1. 老年人牙周病的临床表现有何特点?
2. 老年人牙周炎可能出现哪些伴发病症?
3. 老年人由于船面磨耗所致的咬合创伤和食物嵌塞,应如何选磨?
4. 简述老年人牙周病治疗方案。
5. 简述牙本质过敏症的检测方法。

复习题参考答案

一、名词解释

1. 牙周萎缩:指全口牙广泛的龈缘与牙槽骨退缩,牙根暴露,但无明显炎症和创伤。
2. 楔状缺损:是牙颈部硬组织发生缓慢消耗所致的缺损,由于这种缺损常呈楔形而得名。
3. 磨损:是由于单纯机械作用而造成的牙体硬组织慢性磨耗。
4. 磨耗:是在正常咀嚼过程中造成的牙体硬组织生理性磨损。
5. 牙本质过敏症:是当牙受到外界刺激,如温度(冷、热)、化学物质(酸、甜)以及机械作用(摩擦或咬硬物)时所引起的酸痛症状,特点为发作迅速,疼痛尖锐,时间短暂。

二、问答题

1. 答题要点:老年人牙周病的临床表现特点如下。①牙龈红肿出血:牙龈呈暗红色,组织水肿,炎症扩展至附着龈,点彩消失。牙龈易出血,严重时有自发性出血。有部分老年患者因高血压因素,常发生夜间自发性出血。②牙周袋形成和溢脓:炎症扩展,结合上皮根向移行,牙周附着丧失,龈沟加深形成真性牙周袋。一些较深的牙周袋可有溢脓。由于老年人常有咬合创伤存在,在局部可探及窄而深的牙周袋。③牙松动及移位:牙周组织破坏到一定程度,对牙的支持力减小,牙松动度增加,同时可形成继发性咬合创伤,加重牙的动度和移位。④牙槽骨吸收:老年人牙槽骨吸收常以水平和垂直形式并存,形成复合型病损。⑤牙龈退缩:是老年牙周炎患者常见的临床症状,可由炎性和增龄性两个因素共同作用所致。龈缘常位于釉牙骨质界下,牙根面暴露。
2. 答题要点:老年人牙周炎可能出现伴发病症:①牙周脓肿;②根分叉病变;③牙周牙髓综合征;④食物嵌塞;⑤牙髓症状;⑥牙根纵裂。
3. 答题要点:老年人由于牙𬌗面磨耗、接触点位置和形态改变及牙冠不均匀磨损,常发生咬合创伤和食物嵌塞,应进行适当选磨。①𬌗面工作尖磨耗,非工作尖过高突起,𬌗面窝过深,可磨改非工作尖以降低高度,并适当缩小颊舌径;②磨改过锐的牙尖和过高的边缘嵴,以减少牙的楔入力,改善垂直型食物嵌塞;③牙𬌗面重度磨耗呈平面,应重新选磨食物溢出沟,同时改善牙冠不均匀磨耗形成的小平面,以改善咀嚼效果,减少牙周创伤;④选磨后的牙必须进行牙面抛光,如牙有温度过敏症,应行脱敏治疗。
4. 答题要点:老年人牙周病治疗方案分为 3 种类型:①姑息治疗,即对症治疗;②根治性治疗,拔除患牙,做义齿修复;③牙保存治疗,维持健康的牙周组织和牙列,使其达到良好的功能状态。
5. 答题要点:牙本质过敏症的检测方法如下:①探诊:最简单的探诊方法是用尖探针轻轻划过牙的敏感部位,将患者的主观反应分为 4 级。0 度:无不适;1 度:轻微不适或疼痛;2 度:中度痛;3 度:重度疼痛且持续。②温度试验:简单的温度测定方法是通过口腔科椅的三用气枪将室温的空气吹向敏感面。空气刺激方法日前已被标准化,气温为 18~21℃,气压为 60kPa,刺激时间为 1 秒。

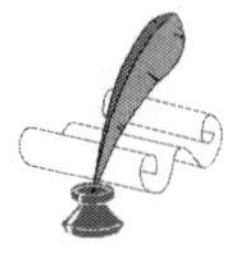

第十四章　口腔疾病与全身系统性疾病的关系

一、白　血　病

案例 14-1

患者，女，30 岁，主诉牙龈肿胀、出血半年，加重 1 个月求治。患者半年来牙龈反复肿胀、出血，口内黏膜有散在瘀斑，近 1 个月右上后牙区开始牙齿松动，牙齿疼痛放射致同侧头、面部。全身有发热。既往体健，无不良嗜好。专科检查：口内牙列齐，牙式 75—|—3567，牙龈广泛增生，色呈紫红，龈乳头呈球状或结节状，质软，探之明显出血。|67 邻间隙有凝血块，探龈袋内有脓性分泌物。右侧颈部可扪及肿大的淋巴结，质中等硬度，不粘连、无压痛。辅助检查：白细胞：100×10^9/L，血涂片见 50% 的幼稚细胞，骨髓象见白血病性原始细胞增多。

问题

◆初步诊断是什么？

◆辅助检查是什么？

◆鉴别诊断是什么？

◆治疗方法是什么？

参考答案和提示

◆初步诊断　白血病合并口腔牙龈炎。

诊断依据　根据病史，牙龈肿胀、出血半年，加重 1 个月。近 1 个月右上后牙区开始牙齿松动，牙齿疼痛放射致同侧头、面部。全身有发热。既往体健，无不良嗜好。专科检查：口内牙列齐，牙式 75—|—3567，牙龈广泛增生，色呈紫红，龈乳头呈球状或结节状，质软，探之明显出血。|67 邻间隙有凝血块，探龈袋内有脓性分泌物。右侧颈部可扪及肿大的淋巴结，质中等硬度，不粘连、无压痛。

◆辅助检查　白细胞 100×10^9/L，血涂片见 50% 的幼稚细胞，，骨髓象见白血病性原始细胞增多。

◆鉴别诊断　需与慢性牙龈炎、增生性牙龈炎、药物性牙龈炎、坏死性溃疡性牙龈炎相鉴别。

◆治疗方法　口腔治疗最好在缓解期进行，并最大限度地维持患者的口腔卫生，减轻疼痛和创伤，尽量减少对口腔坏死组织的刺激。拔牙、口腔组织活检和深部牙周刮治均属禁忌证。

临床思维:急性白血病

急性白血病口腔损害为牙龈炎、口腔各部位出血、溃疡等。

【病因】

口腔损害原因主要与白血病细胞浸润、炎症和出血有关。

【治疗】

急性白血病常出现口腔损害,在白血病的诊断和治疗上应该引起重视。除了白血病联合化疗外,需加强口腔局部清洁卫生和药物的对症处理,以减轻患者痛苦及其临床症状。合理应用抗生素,减少真菌等感染。少数患者严重感染无法控制,粒细胞缺乏时,可采取成分输血、细胞因子的应用等方法,以改善免疫功能,创造条件完成化疗,提高缓解率。

二、贫　　血

案例 14-2

患者,男,25 岁,主诉舌面光滑、疼痛不适半年。患者半年来舌表面光滑发亮,进食辛辣、刺激的食物明显有烧灼痛,两侧口角脱皮,渐进性加重,特来就诊。专科检查:口内牙列较齐,黏膜色苍白,舌面光滑,丝状乳头及菌状乳头萎缩,舌尖也可见萎缩性改变,散在有 2 个小溃疡,直径约 1.5mm。双侧口角有皲裂、脱屑。辅助检查:周围血象检查见血红蛋白 10g/L,网织红细胞略升高,红细胞分布宽度增大。骨髓检查见红细胞系增生活跃,以中晚幼红细胞增多,核分裂细胞多见。

问题

◆初步诊断是什么?

◆辅助检查是什么?

◆鉴别诊断是什么?

◆治疗方法是什么?

参考答案和提示

◆初步诊断　缺铁性性贫血的口腔表现。

◆诊断依据　根据病史,舌面光滑、疼痛不适半年。患者半年来舌表面光滑发亮,进食辛辣、刺激的食物明显有烧灼痛,两侧口角脱皮,渐进性加重,特来就诊。专科检查:口内牙列较齐,黏膜色苍白,舌面光滑,丝状乳头及菌状乳头萎缩,舌尖也可见萎缩性改变,散在有 2 个小溃疡,直径约 1.5mm。双侧口角有皲裂、脱屑。

◆辅助检查　为了明确诊断,还需要做:

1. 铁代谢检查。

2. 缺铁性红细胞生成检查。

◆鉴别诊断　需与萎缩性舌炎、地图舌、营养不良性舌炎相鉴别。

◆治疗方法　铁剂治疗有显著疗效,并应找出缺铁的原因加以纠正。老年患者更要警惕肿瘤的发生。

临床思维:缺铁性贫血

【病因】

铁、血红素和球蛋白是组成血红蛋白的3种基本物质,缺乏其中的一种或代谢紊乱,就可以引起贫血。缺铁的主要原因有:①铁的摄入不足;②慢性失血;③铁的利用和吸收障碍。

【临床表现】

早期口腔黏膜苍白,特别在唇黏膜和牙龈部显得更为明显。舌丝状乳头和菌状乳头逐渐萎缩,初期发生于舌尖,随病情发展,舌乳头逐渐全部消失。乳头萎缩消失后,失去舌面的角化刺状结构,舌表面变成潮红色。对外界刺激和炎症更敏感,容易发生创伤性溃疡。缺铁性贫血性舌炎亦常见于老年人,常以舌灼痛的症状出现,病程较长。舌部呈特征性光滑红色舌,舌背正中常有裂沟,对外界刺激较敏感。

【诊断】

舌乳头消失为其特征。缺铁性贫血是确定本病的依据:有缺铁病史;血象呈低色素性小细胞性贫血;血色指数常小于0.5;小红细胞增多,并有红细胞大小不等与异型红细胞;血清铁降低,血清总铁结合力明显增加。

【治疗】

补充铁剂。

三、营养性疾病

案例 14-3

患者,男,12岁,主诉舌面及牙龈异常光滑,舌灼痛一年余。患儿家长述患儿一年来舌体表面,牙龈黏膜光滑,呈紫红色,有明显的舌体灼痛。上下唇干燥易裂口,患儿逐渐出现食欲降低,易疲劳,记忆力减退,体重减轻等症状,特来就诊。

专科检查:患儿神情淡漠,消瘦。口内为混合牙列期,唇红,牙根、舌体色泽红,唇边有散在的小水疱,且有皲裂,牙龈肿胀,探之出血。舌面光滑,丝状乳头、菌状乳头萎缩,辅助检查:丙酮酸浓度为0.16mmol/L,红细胞转酮酶活性降低。

问题

◆初步诊断是什么?

◆辅助检查是什么?

◆鉴别诊断是什么?

◆治疗方法是什么?

参考答案和提示

◆初步诊断 维生素 B_1 缺乏症。

◆辅助检查 实验室检查亚丙酮酸浓度，红细胞转酮酶活性。

◆鉴别诊断 与萎缩性舌炎、地图舌鉴别。

◆治疗方法 ①改善饮食习惯。②补充维生素 B_1。

临床思维：维生素 B_1 缺乏症

【临床表现】

在口腔的表现可为红唇，舌及牙龈黏膜异常光滑，水肿，呈紫玫瑰红色调，舌缘出现牙痕，牙龈出血，失去光彩。唇部皮肤和黏膜交界处出现小水疱，内含浆液，并出现小裂口。三叉神经分布区的周围神经炎可出现口腔黏膜感觉过敏，舌灼痛等症状。补充维生素 B_1 后，症状可迅速改善。

四、维生素 B_2 缺乏症

案例 14-4

患者，女，36 岁，主诉上唇及舌烧灼样痛半月余，加重 3 日。患者半月前出现上唇及舌烧灼样痛，进食辛辣食物及热水时加重，唇部肿胀脱屑，双侧口角有裂缝。舌体发红，变光滑。近 3 日出现上唇及舌纵裂，自感疼痛程度加重。既往体健，无不良嗜好。专科检查：双侧口角均可见约 1cm 裂缝，表面潮湿发白，上有淡黄色痂皮覆盖。上唇黏膜色鲜红，肿胀、干燥，有部分脱屑，可见 2 处纵裂。下唇未见明显异常。口腔卫生良好，牙式 6543-1 | 123-567，牙龈粉红，质坚韧。舌黏膜发红，丝状乳头萎缩，菌状乳头充血增大。舌面光滑，呈地图状舌。舌背可见多处纵裂。辅助检查：实验室检查：血维生素 B_2 100μg/100ml，24 小时尿排泄维生素 B_2 减少。

问题

◆初步诊断是什么？

◆辅助检查是什么？

◆鉴别诊断是什么？

◆治疗方法是什么？

参考答案和提示

◆初步诊断 维生素 B_2 缺乏症。

诊断依据

1. 病史 患者半月前出现上唇及舌烧灼样痛，进食辛辣食物及热水时加重，唇部肿胀脱屑，双侧口角有裂缝。舌体发红，变光滑。近 3 日出现上唇及舌纵裂，自感疼痛程度加重。

2. 专科检查　双侧口角均可见约 1cm 裂缝，表面潮湿发白，上有淡黄色痂皮覆盖。上唇黏膜色鲜红，肿胀、干燥，有部分脱屑，可见 2 处纵裂。下唇未见明显异常。舌黏膜发红，丝状乳头萎缩，菌状乳头充血增大。舌面光滑，呈地图状舌。舌背可见多处纵裂。

◆辅助检查　血维生素 B_2 降低，24 小时尿排泄维生素 B_2 减少。

◆鉴别诊断　需与光化性唇炎、烟酸缺乏症、萎缩性舌炎、营养不良性舌炎相鉴别。

◆治疗方法　纠正病因；多食肝、肾、蛋、牛乳、黄豆及菠菜；补充维生素 B_2；局部可涂布鱼肝油。

临床思维：维生素 B_2 缺乏症

【临床表现】

维生素 B_2 缺乏的口腔表现为：

1. 口角炎　口角湿白糜烂，发生裂缝，裂缝由口角横延约 1cm，上面覆盖黄痂，两侧对称发生。

2. 唇炎　唇黏膜鲜红、火红，剥脱糜烂，唇部纵裂增多、加深，尤以上唇为著。有的干燥脱屑，唇肿胀，有灼热感。

3. 舌炎　舌黏膜发红，丝状乳头萎缩，菌状乳头充血增大，自觉疼痛，尤其在进食刺激性食物和热饮食时明显。舌背黏膜呈点彩状或杨梅状，或舌面光秃、脱皮，呈地图状舌，严重者整个舌肿胀。舌背形成纵裂。舌边缘常出现牙痕。饮食改进及维持消化功能正常，症状可很快消退。

五、叶酸缺乏症

案例 14-5

患者，男，41 岁，主诉口腔溃疡伴疼痛 1 周余，加重 3 日。患者 2 周前发现多处口腔黏膜水肿鲜红，舌表面变光滑，未予重视。1 周前颊黏膜出现 2 处溃疡伴烧灼样疼痛，近 3 日颊、舌及牙龈等多处均有溃疡发生且伴疼痛明显加重，影响咀嚼吞咽。既往有慢性胃炎史 3 年，近 1 个月常有腹泻，自感体虚。无不良嗜好。专科检查：口内牙列齐，牙式 $\frac{754321|1234567}{}$。口腔黏膜广泛红肿，可见上皮脱落。颊黏膜、舌侧缘、舌背及牙龈可见多处浅表性溃疡，直径均 1mm 左右。舌尖和舌缘充血、水肿明显，火红色，丝状乳头萎缩，舌体触痛明显。辅助检查：脂肪平衡试验，每天给予脂肪 70g，排出量 7.5g。

问题

◆初步诊断是什么？

◆辅助检查是什么？

◆鉴别诊断是什么？

◆治疗方法是什么？

参考答案和提示

◆初步诊断　叶酸缺乏症。诊断依据：根据病史，患者2周前发现多处口腔黏膜水肿鲜红，舌表面变光滑，未予重视。1周前颊粘膜出现2处溃疡伴烧灼样疼痛，近3日颊、舌及牙龈等多处均有溃疡发生且伴疼痛明显加重，影响咀嚼吞咽。既往有慢性胃炎史3年，近1个月常有腹泻，自感体虚。无不良嗜好。专科检查：口腔黏膜广泛红肿，可见上皮脱落。颊黏膜、舌侧缘、舌背及牙龈可见多处浅表性溃疡，直径均1mm左右。舌尖和舌缘充血、水肿明显，火红色，丝状乳头萎缩，舌体触痛明显。

◆辅助检查　X线钡餐；脂肪平衡试验：脂肪泻。

◆鉴别诊断　需与维生素B_2缺乏症、坏死性溃疡性牙龈炎相鉴别。

◆治疗方法　口服或注射叶酸；补充多种维生素；支持治疗。

临床思维：叶酸缺乏症

【临床表现】

叶酸缺乏症的口腔表现主要为严重的舌炎、广泛的口炎及牙龈炎。舌尖和舌缘充血、水肿，丝状乳头萎缩甚至消失，舌呈火红色，舌侧缘、舌背可出现表浅性溃疡，舌疼痛明显。口腔黏膜和牙龈发炎、红肿、上皮脱落，有烧灼感，浅表性糜烂或出现小溃疡，唾液分泌增加，吞咽困难。上述症状的严重程度常因伴随多种B族维生素的缺乏而加重。根据症状补以维生素B族、大量叶酸及水分，可以治愈。

六、维生素C缺乏症

案例14-6

患者，女，33岁，主诉牙龈肿胀、出血半年，加重3日，求治。患者半年前出现牙龈肿胀，刷牙或吃馒头时有出血，口内黏膜有散在瘀斑。半月前发现下前牙区牙齿有松动，未予重视。3日前反复出现牙龈的自发性出血。全身乏力，虚弱。近1个月常有鼻出血，无不良嗜好。检查：前臂及右侧颈部可见多处散在瘀斑。口内牙列齐，牙式7654321|1234567。口腔卫生一般，有少量食物残渣，下前牙区舌侧见少量结石。牙龈广泛红肿增生肥大，以21|123牙间乳头最为明显，呈紫红色，质地松软，轻触极易出血。1|12叩诊阴性，松动（Ⅱ°）。辅助检查：毛细血管脆性实验阳性，粪潜血实验阳性，尿中有红细胞。

问题

◆初步诊断是什么？

◆辅助检查是什么？

◆鉴别诊断是什么？

◆治疗方法是什么？

参考答案和提示

◆初步诊断　维生素C缺乏症。诊断依据:根据病史,患者半年前出现牙龈肿胀,刷牙或吃馒头时有出血,口内黏膜有散在瘀斑。半月前发现下前牙区牙齿有松动。3日前反复出现牙龈的自发性出血。全身乏力,虚弱,近1个月常有鼻出血。既往体健,无不良嗜好。专科检查:前臂及右侧颈部可见多处散在瘀斑。口内牙列齐,牙式7654321 | 1234567。口腔卫生一般,有少量食物残渣,下前牙区舌侧见少量结石。牙龈广泛红肿增生肥大,以21|123牙间乳头最为明显,呈紫红色,质地松软,轻触极易出血。1|12叩诊阴性,松(Ⅱ°)。

◆辅助检查　毛细血管脆性实验阳性,粪潜血实验阳性,尿中有红细胞。

◆鉴别诊断　需与血小板减少性紫癜、血友病等相鉴别。

◆治疗方法　以预防为主,常食富含维生素C食物,减少蔬菜烹调和储存时间。给予维生素C及新鲜果汁治疗。

临床思维:维生素C缺乏症

【临床表现】

维生素C缺乏症又称坏血病,轻度的维生素C缺乏口腔症状不明显,严重者表现为牙龈炎、出血及骨的发育障碍。牙龈红肿、增生肥大,以牙间乳头最为明显,呈紫红色,质地松软,触之易出血;也可自发性出血,伴血腥样口臭。局部刺激如结石、菌斑、牙列不齐、牙合创伤等常加重牙龈的出血和感染、牙周膜纤维结缔组织破坏、牙槽骨吸收,导致牙松动,甚至脱落。

【治疗】

在补充足够的维生素C的同时,进行口腔局部治疗,可取得良好效果。

七、糖　尿　病

案例14-7

患者,男,51岁,主诉牙齿松动半年,加重半月。患者半年前出现牙齿的广泛松动,牙龈反复肿胀、出血,伴口腔异味,未予治疗。近半月自感牙齿松动加重,以上下后牙明显,咀嚼无力,影响进食。既往有糖尿病史近2年。专科检查:口腔内闻及烂苹果样气味。口腔卫生尚可,仅个别牙颈部见少量结石。口内牙列齐,牙式754321 | 123567,全口牙齿广泛(Ⅱ°~Ⅲ°)松动,以上下后牙明显。牙龈色深红、肿胀,触之易出血,龈缘呈肉芽组织样。可广泛探及深牙周袋,挤压袋壁可见乳白色脓液溢出。辅助检查:全景片示牙槽骨广泛吸收。空腹血糖9.4mmol/L,餐后2小时血糖17.2 mmol/L。

问题

◆初步诊断是什么?

◆诊断依据是什么?

◆辅助检查是什么？

◆治疗方法是什么？

参考答案和提示

◆初步诊断　糖尿病合并牙周炎。

◆诊断依据　根据病史，患者半年前出现牙齿的广泛松动，牙龈反复肿胀、出血，伴口腔异味，未予治疗。近半月自感牙齿松动加重，以上下后牙明显，咀嚼无力，影响进食。既往有糖尿病史近2年。专科检查：口腔内闻及烂苹果样气味。口腔卫生尚可，仅个别牙颈部见少量结石。口内牙列齐，牙式754321｜123567，全口牙齿广泛（Ⅱ°～Ⅲ°）松动，以上下后牙明显。牙龈色深红、肿胀，触之易出血，龈缘呈肉芽组织样。可广泛探及深牙周袋，挤压袋壁可见乳白色脓液溢出。

◆辅助检查　全景片示牙槽骨广泛吸收。生化检查：空腹血糖9.4mmol/L，餐后2小时血糖17.2 mmol/L。

◆治疗方法　控制全身疾病，待血糖稳定后行牙周治疗。

临床思维：糖尿病

内分泌系统疾病中，糖尿病与口腔关系最为密切。据报道，非胰岛素依赖性糖尿病患者患牙周病的可能性比正常人大3倍；糖尿病患者全口无牙的可能性比健康人高出15倍；糖尿病患者牙周感染更普遍、更严重，并在年轻时即可发生。

【临床表现】

糖尿病的口腔表征有：①牙龈炎、牙周炎，龈色深红，肿胀，易出血，龈缘呈肉芽组织样，易发生牙周脓肿，牙可在短期内松动。②舌色深红，肿大，有牙痕，并可发生沟裂，舌刺痛，口腔常有甜味或烂苹果味。③口腔黏膜干燥、充血发红、透明度下降，唇部干裂。④腮腺肿大，呈双侧无痛性、弥漫性肿大。

【治疗】

糖尿病患者在行口腔治疗时应注意：①需行手术的患者，应全面检查患者健康情况，查血糖，控制病情后再进行手术；②患者对细菌感染的抵抗力低下，拔牙、深部刮治或其他手术时，术前应给抗生素，防止术后感染；③手术最好在晨间进行，并严格注意无菌操作，尽量减少手术创伤。

八、梅　毒

案例 14-8

患者，男，7岁，主诉牙齿外形异常。患儿家长述发现患儿牙齿外形异常，且牙齿萌出较同龄孩子为晚，故今日来我门诊求治。患儿既往体健。母亲有梅毒病史。专科检查：牙式6ⅤⅣⅢⅡ1｜1ⅡⅢⅣⅤ6，1｜1尚未完全萌出。下颌第一恒磨牙胎面牙尖向中央倾斜，形似桑葚。上前牙切缘呈半月形。辅助检查:梅毒螺旋体检查,梅毒血清学试验。

问题

◆初步诊断是什么?

◆诊断依据是什么?

◆辅助检查是什么?

◆鉴别诊断是什么?

◆治疗方法是什么?

参考答案和提示

◆初步诊断　梅毒合并口腔表现。

◆诊断依据　患儿家长述发现患儿牙齿外形异常,且牙齿萌出较同龄孩子为晚。患儿既往体健。母亲有梅毒病史。专科检查:牙式 $\underline{6\text{Ⅴ}\text{Ⅳ}\text{Ⅲ}\text{Ⅱ}1|1\text{Ⅱ}\text{Ⅲ}\text{Ⅳ}\text{Ⅴ}6},\underline{1|1}$ 尚未完全萌出。下颌第一恒磨牙胎面牙尖向中央倾斜,形似桑葚。上前牙切缘呈半月形。

◆辅助检查　梅毒螺旋体检查,梅毒血清学试验。

◆鉴别诊断　需与白色角化病、白斑、盘状红斑狼疮相鉴别。

◆治疗方法　苄星青霉素足量规则治疗;定期体检进行非梅毒螺旋体抗原血清学试验。

临床思维:梅毒

【临床表现】

梅毒的口腔表现有:

1. 梅毒性树胶肿　好发于硬腭正中,亦可发生于唇、舌、牙龈和扁桃体。初起时呈半球形膨隆,硬如橡皮,很快因坏死和骨破坏而引起腭穿孔,亦有向鼻腔穿孔者。

2. 梅毒性溃疡　各期梅毒均可引起口腔溃疡。一期硬性下疳,溃疡浅,边缘与底部有硬性浸润,见于唇、舌尖、牙龈、扁桃体及腭;二期梅毒疹可同时发生黏膜溃疡;三期树胶肿中心破溃,形成境界清楚,无疼痛感的大溃疡。

3. 梅毒性舌炎　梅毒性间质性舌炎只发生于男性,舌乳头萎缩,表面光滑,过角化,出现梅毒性白斑,表面硬结,并形成沟裂。

4. 牙发育异常　见于晚期胎传梅毒,上前牙呈颈宽切缘突,切缘呈半月形。切牙之间有较大空隙,称为哈钦森牙。下颌第一恒磨牙胎面牙尖向中央倾斜,形似桑葚,故又称桑葚牙。恒牙可有发育不良,萌出较晚,牙列不齐。

【治疗】

口腔颌面部梅毒损害无论胎传还是后天传染,均为全身性疾病的局部表现,因此应行全身性治疗。口腔颌面部晚期梅毒损害所致畸形、组织缺损的修复及矫正,必须经正规的驱梅毒治疗后始可进行。

九、药物过敏性口炎

案例 14-9

患者,女,34 岁,主诉上下唇黏膜,舌背肿胀溃烂半日余。患者自述昨晚出现上下唇黏膜肿胀,起水疱,稍感疼痛。未予重视。今晨发现上下唇黏膜、舌背均有溃烂,伴刺激性疼痛。为明确诊断,今日来我门诊。既往体健。以往无服用安眠药史。前日、昨日因失眠开始自行服用安眠药。专科检查:触及颌下肿大淋巴结 2 个,压痛明显。唇、颊及舌的前 1/2、腭部黏膜明显肿胀、充血,间有数个水疱,食指甲盖到黄豆大小不等,外形不规则。局部可见糜烂渗出,表面覆盖灰黄色假膜。辅助检查:组织病理学检查。

问题

◆初步诊断是什么?

◆诊断依据是什么?

◆辅助检查是什么?

◆鉴别诊断是什么?

◆治疗方法是什么?

参考答案和提示

◆初步诊断　药物过敏性口炎。

◆诊断依据　根据病史,患者主诉上下唇黏膜、舌背肿胀溃烂半日余。自述昨晚出现上下唇黏膜肿胀,起水疱,稍感疼痛。未予重视。今晨发现上下唇黏膜、舌背均有溃烂,伴刺激性疼痛。既往体健。以往无服用安眠药史。前日、昨日因失眠开始自行服用安眠药。专科检查:触及颌下肿大淋巴结 2 个,压痛明显。唇、颊及舌的前 1/2、腭部黏膜明显肿胀、充血,间有数个水疱,食指甲盖到黄豆大小不等,外形不规则。局部可见糜烂渗出,表面覆盖灰黄色假膜。

◆辅助检查　为了明确诊断,还需要做组织病理学检查。

◆鉴别诊断　需与天疱疮、大疱性类天疱疮相鉴别。

◆治疗方法　查清致敏药物,避免再次接触或使用; 全身可用抗组胺药物、糖皮质激素、维生素 C; 局部可用抗感染、止痛、收敛、防腐、生肌药物。

临床思维:药物过敏性口炎

药物过敏性口炎(allergic medicamentosus stomatitis)是药物通过口服、注射或局部涂搽、含漱等不同途径进入机体内,使过敏体质者发生变态反应而引起的黏膜及皮肤的炎症反应性疾病。

【病因】

变态反应是引起药物过敏的主要原因,患者常为过敏性体质,药物作为半抗原进入机体,产生相应抗体或致敏淋巴细胞,当再次接触同一药物后,机体产生变态反应。

【临床表现】

口腔病损多见于口腔前部，如唇、颊及舌的前 2/3；腭亦常发生病变，黏膜灼热发胀、充血，继之出现红斑、水疱，水疱大小不等，多为大疱。疱破后局部糜烂，疼痛明显，渗出多，在表面形成灰黄或灰白色假膜。口腔中唾液增多，唾液中常混有血液。多伴有相应淋巴结肿大、压痛。

皮肤病损好发于口唇周围、四肢下部、手足的掌背两面以及躯干等部位，表现为大小不等的多形红斑、丘疹、水疱。疱为表皮内疱。红斑呈彩虹状，红斑中央出现水疱，状似虹膜。

重型的药物过敏者有较重的全身症状，如高热、咽峡炎、头痛、肌痛、关节痛等。身体其他腔孔的黏膜，如眼睛、鼻腔、阴道、尿道、肛门等均可出现病损，发生炎症及糜烂等。部分患者伴有泪腺及大唾液腺的损害，导致泪液及唾液分泌减少，是干燥性角结膜炎常见的病因之一。

【治疗】

对于药物过敏性口炎，应查清致敏药物，避免再次接触或使用。对可疑致敏物质，亦应停止使用。全身可用抗组胺药物、糖皮质激素、维生素 C。局部可用抗感染、止痛、收敛、防腐、生肌药物。

十、艾　滋　病

案例 14-10

患者，男，33 岁，主诉牙龈溃疡疼痛 1 个月，加重 1 周。患者 3 个月前出现牙龈肿胀、增生肥大，色鲜红。1 个月前牙龈出现个别部位溃疡，伴明显疼痛。近 1 周溃疡部位增多，溃疡面明显增大变深。自觉牙齿有松动。近日常感疲乏无力，否认不良嗜好。专科检查：耳后、颌下区及颈下可触及多个淋巴结肿大，无触痛。口内牙列齐，牙式 $\frac{87654321|12345678}{}$，牙龈广泛呈现紫红色肿胀，增生肥大，游离龈缘新月形红线纹，附着龈点状红斑。可见多个部位龈乳头坏死、溃疡，以下前牙区为重，牙根面暴露。全口多数牙位牙周溢脓。口底可见一边界不清的白色斑块，呈皱褶状，1mm×1.5mm，微隆起，界限模糊。辅助检查：HIV 抗体阳性。

问题

◆初步诊断是什么？

◆辅助检查是什么？

◆鉴别诊断是什么？

◆治疗方法是什么？

参考答案和提示

◆初步诊断　艾滋病合并坏死性牙龈炎、口腔毛状白斑。

诊断依据　近日常感疲乏无力。耳后、颌下区及颈下可触及多个淋巴结肿大，无触痛。牙龈广泛呈现紫红色肿胀，增生肥大，游离龈缘新月形红线纹，附着龈点状红斑，此为艾滋病时牙龈炎症的特征性改变。有多个部位龈乳头坏死、溃疡，以下前牙区为重，牙根面暴露。

全口多数牙位牙周溢脓。口底可见一边界不清的白色斑块，呈皱褶状，1mm×1.5mm，微隆起，界限模糊，此为口腔毛状白斑表现，是艾滋病的口腔表现之一。

◆辅助检查　为了明确诊断，还需要做：HIV 抗体检测、病毒抗原检测、HIV 核酸检测等。

◆鉴别诊断　需与边缘性龈炎、白斑、斑块型扁平苔藓相鉴别。

◆治疗方法　抗逆转录病毒药物；α-干扰素药物；抗条件性感染的药物；抗肿瘤药物。

临床思维：艾滋病

【临床表现】

艾滋病又称获得性免疫缺陷综合征，口腔表现主要有：

1. 口腔黏膜白色念珠菌感染　4 型白色念珠菌感染的症状和体征均可出现，多数出现在艾滋病发病之前，常为艾滋病的先兆症状。少数患者出现在疾病的中期。临床可见腭部及舌黏膜白色病损，口腔多处黏膜出现片状红斑或白斑，表面有白色干酪样渗出物，吞咽困难，有疼痛及烧灼感，涂片镜检可见白色念珠菌。

2. 口腔毛状黏膜白斑　好发于双侧舌缘、舌腹、舌背和口底，颊、腭等部位也可受累，表现为边界不清的白色斑块，微隆起，界限模糊，范围数毫米至数厘米不等，病损有时呈皱褶状或增生成毛毯状。

3. 口腔卡波济肉瘤　可单发或多发于口腔黏膜的任何部位，以硬、软腭、牙龈为最常见，表现为紫红色、大小不一的斑片或扁平高起的包块，触之柔软，边界不清，易出血，临床表现类似血管瘤，有时可出现疼痛。除卡波济肉瘤外，也可出现伯基特淋巴瘤、鳞状细胞癌等口腔恶性肿瘤。

4. 牙龈炎、牙周炎　牙龈炎波及游离龈、龈乳头和附着龈，牙龈呈现紫红色肿胀，增生肥大可覆盖牙面；游离龈缘新月形红线纹及附着龈点状红斑，为其特征性改变；早期龈乳头坏死、溃疡、疼痛；牙周附着及牙槽骨迅速破坏，并累及全口牙；牙周脓肿反复发作。

5. 口腔疱疹　在口腔黏膜上出现伴有小水疱形成的疼痛性病变，可能为单纯性疱疹病毒或柯萨奇 A 病毒引起。

6. 面颈部淋巴结肿大　常见耳前、耳后、颈后区及下颌下淋巴结肿大。

7. 唾液腺感染　腮腺、下颌下腺肿大，常为双侧性、弥漫性肿大，质软，有的伴口干、眼干、关节痛等类似舍格伦综合征的症状。有的表现为腮腺囊肿，并常伴颈淋巴结肿大。

【诊断及预防】

约占 95% 的艾滋病及艾滋病相关综合征患者有口腔颌面部疾病的表现，在发病前常有念珠菌病、口腔疱疹和口腔溃疡等口腔病史。因此，对不明原因的出现上述症状及体征的患者，特别是对易感人群，详细询问患者的生活方式和社交活动，对于早期诊断艾滋病非常重要。口腔毛状黏膜白斑可以作为诊断 HIV 感染的早期指征,具有诊断价值。对长期有淋巴结肿大而又无明确病因者,应行活检以明确造成淋巴结肿大的原因,排除艾滋病的可能。艾滋病有高度的传染性,口腔技术操作引起的出血可导致患者与医务人员以及患者与患者之间的交叉感染,因此应认真做好隔离及消毒工作。

十一、遗传性外胚叶发育不全症

案例 14-11

患者,男,12 岁,主诉牙齿缺失求治。患儿家长述患儿自出生至今从未有牙齿萌出,为明确诊断,今日来我门诊。既往身体状况一般,无不良嗜好。检查:患儿全身皮肤苍白,干燥,毛发稀疏,眉毛、腋毛、阴毛等缺如。额部突出,眼周可见色素沉着,鼻梁塌陷,面部垂直距离较低。全口无牙。辅助检查:全景片示颌骨内无牙胚。

问题

◆初步诊断是什么?

◆诊断依据是什么?

◆辅助检查是什么?

◆治疗方法是什么?

参考答案和提示

◆初步诊断　遗传性外胚叶发育不全症。

◆诊断依据　患儿先天缺牙,少汗怕热。检查:患儿身材矮小。全身皮肤干燥,手足皲裂。毛发稀疏,眉毛、腋毛、阴毛等缺如。额部突出,眼周可见色素沉着,鼻梁塌陷,面部垂直距离较低。全口无牙。

◆辅助检查　全景片示颌骨内无牙胚。为了明确诊断,还需要做遗传学检查。

◆治疗方法　全口义齿改善功能及面容;对症处理防暑降温。

临床思维:遗传性外胚叶发育不全症

遗传性外胚叶发育不全症为与 X 染色体有关的隐性遗传病。其特征是:少汗、毛发稀少及牙发育不全。

【临床表现】

1. 口腔　大部分乳恒牙缺失,上中切牙及尖牙呈锥形冠,牙数目缺少,甚或全口无牙,面部垂直距离降低。

2. 皮肤　由于汗腺全部或部分缺失,以致无汗或缺汗,患者不能耐受高温,皮肤干燥,体毛缺少,表现为毛发稀疏,眉毛、腋毛、阴毛等缺如。

3. 面部　额部突出,鼻梁塌陷似鞍鼻。眼周出现色素沉着。